Inhalt

Einleitung

Sie haben dieses Buch wahrscheinlich zur Hand genommen, weil Sie eine Brille tragen oder weil man Ihnen gesagt hat, dass Sie eine Brille brauchen.

Ich selbst habe 26 Jahre lang eine Brille getragen – sowohl eine Lesebrille als auch eine Fernbrille. Nicht wegen Altersweitsichtigkeit (Presbyopie), sondern weil ich eine Kurzsichtigkeit von –5,5 Dioptrien hatte, das heißt, ich konnte ohne Brille nur etwa 18 Zentimeter weit sehen. Daher benötigte ich eine Brille zum Lesen, um meine Schärfenebene auf die normale Leseentfernung von 35 Zentimetern hinauszuschieben, und eine weitere Brille für die Fernsicht.

1991 fand ich einen Weg, meine Brille loszuwerden. Ich brauchte drei Monate, um auf der Sehtesttafel von ganz oben bis zur 20/20-Zeile hinunterzugelangen. Seither ist mein Sehvermögen perfekt. Ich spreche also aus persönlicher Erfahrung.

Seit 1996 halte ich weltweit Sehtrainingseminare und Workshops. In den letzten Jahren habe ich wirkungsvolle Methoden entwickelt, um sogar schwere Presbyopie, bei der man ohne Brille alles verschwommen sieht, zu bessern.

Dieses Buch ist mein Beitrag, etwas Licht in das Thema Presbyopie – die sogenannte »Alterssichtigkeit« – zu bringen. Es gibt auf diesem Gebiet viele falsche Auffassungen. Ich habe relevante Forschungsergebnisse in dieses Buch aufgenommen, die einige dieser Mythen ein für alle Mal widerlegen. Die wichtigste Erkenntnis: *Es geht nicht ums Alter!*

Diesem Buch ist eine DVD beigelegt, die auch die Sehtafeln zum Ausdrucken enthält. Das Video demonstriert, wie man die Übungen macht. Wenn Sie nicht sicher sind, wie es um Ihr Sehvermögen bestellt ist, sollten Sie vielleicht zu einem meiner Workshops kommen, um es herauszufinden und – was noch wichtiger ist – um zu lernen, was Sie dagegen tun können. Und natürlich können Sie dort auch Fragen stellen.

Ich hoffe, dass Sie wieder ohne Brille lesen können, wenn Sie alle Übungen dieses Buches ausgeführt haben.

Ein Pionier auf dem Gebiet des Sehtrainings

Der Augenarzt Dr. William H. Bates, der Vater des Sehtrainings, war stark altersweitsichtig. Er heilte sich selbst und entwickelte in der Folge seine Sehtrainingsmethode. In seinem Buch »The Cure of Imperfect Sight by Treatment Without Glasses«, 1919, Kapitel 20, schreibt er:

> »Die Wahrheit über Presbyopie ist, dass sie nicht ›ein normales Ergebnis des Altwerdens‹ ist, da man ihr sowohl vorbeugen als auch sie heilen kann. Sie wird nicht durch eine Verhärtung der Linse hervorgerufen, sondern durch Überanstrengung beim Nahsehen. Sie hat nicht notwendigerweise mit dem Alter zu tun, da sie in einigen Fällen schon im Teenager-Alter auftreten kann, während sie bei anderen Menschen überhaupt nicht auftritt.«

Dr. Bates vertritt den Standpunkt, dass Sehprobleme hauptsächlich durch mentale Anspannung entstehen. Sein Lösungsansatz besteht darin, die Augen durch Palmieren zu

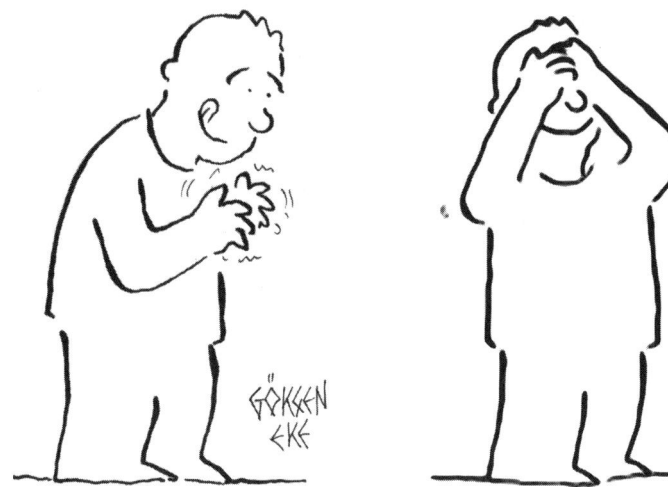

entspannen (engl. *palm* = Handfläche). Er empfiehlt auch, die Augen zu energetisieren, indem man die geschlossenen Augen in der Sonne badet.

Palmieren ist eine klassische Bates-Übung zur Entspannung der Augen. Dazu reiben Sie Ihre Handflächen kräftig aneinander, bis sie warm sind, und legen die Hände dann über die geschlossenen Augen, ohne die Augen zu berühren. Wenn Sie ganz entspannt sind, werden Sie nur Schwarz sehen. Bei Anspannungen in Ihren Augen sehen Sie jedoch Schatten, die sich bewegen, oder Lichtblitze.

Wie Dr. Bates seine Methode zur Heilung von Presbyopie entwickelte

Dr. Bates erzählt in einem Artikel in *Better Eyesight, Vol. VI, No. 2* (Feb. 1922) eine interessante Geschichte. Er beschreibt eine Begebenheit, die sich um 1912 zutrug, als ein Freund ihn bat, ihm einen Brief vorzulesen, und Bates geraume Zeit seine Lesebrille suchen musste.

»Da er mein Freund war, durfte er Dinge auf eine Art zu mir sagen, wie er nicht einmal mit seinem ärgsten Feind gesprochen hätte. Unter den unangenehmen Dingen, die er sagte – und seine Stimme war dabei zugleich mitfühlend, sarkastisch und beleidigend –, war Folgendes: ›Du behauptest, Menschen ohne Brille heilen zu können; warum heilst du dich nicht selbst?‹ Ich werde diese Worte nie vergessen. Sie animierten mich dazu, etwas zu tun. Ich versuchte mit allen nur erdenklichen Mitteln, mit Konzentration, Anspannung, Anstrengung und harter Arbeit, mich in die Lage zu versetzen, die Zeitung im Nahpunkt zu lesen …

Ich konsultierte Spezialisten auf dem Gebiet der Hypnose, der Elektrizität, der Neurologie und viele andere. Einer von ihnen, ein Arzt, der als Experte auf dem Gebiet der Psychoanalyse galt, war so freundlich, sich mein Problem anzuhören. Mit so wenig Worten wie möglich erklärte ich ihm die einfache Methode, mit der wir mithilfe eines Retinoskops Kurzsichtigkeit diagnostizieren. Er untersuchte meine Augen, während ich in die Ferne blickte, und stellte fest, dass sie normal waren, aber als ich mich dann anstrengte, um etwas in der Ferne zu sehen, sagte er, dass meine Augen nun auf Lesedistanz fokussierten, also kurzsichtig waren. Und als ich dann etwas Kleingedrucktes in normaler Leseentfernung zu lesen versuchte, waren meine Augen auf eine Entfernung von sechs Metern oder noch weiter fokussiert, und je mehr ich mich beim Lesen anstrengte, umso weiter schob sich mein Fokus hinaus. Er war von den Fakten überzeugt:

12

Anstrengung, in der Ferne scharf zu sehen, produzierte Kurzsichtigkeit, und Anstrengung, in der Nähe scharf zu sehen, produzierte Weitsichtigkeit …

Ich stolperte über die Wahrheit

Der Mann, der mir schließlich zum Erfolg verhalf, oder besser gesagt, der einzige Mann, der alles tat, um mir Mut zu machen, war ein Methodistenpfarrer in Brooklyn. Nach meinen Praxisstunden musste ich am Abend noch etwa zwei Stunden Weg zu seiner Wohnung zurücklegen. Er untersuchte mithilfe eines Retinoskops, wie viel Erfolg ich hatte, während ich alle Arten von Anstrengung unternahm, um meine Augen im Nahpunkt zu fokussieren. Nach einigen Wochen hatte ich noch immer keine Fortschritte gemacht.

Eines Abends blickte ich auf ein Bild an der Wand, auf dem an verschiedenen Stellen schwarze Flecken zu sehen waren. Diese Flecken waren tiefschwarz. Während ich sie betrachtete, erschienen sie mir als dunkle Höhlen, in denen sich Menschen umherbewegten. Mein Freund sagte, meine Augen wären nun im Nahpunkt fokussiert. Als ich zu lesen versuchte, waren meine Augen jedoch in der Ferne fokussiert.

Auf dem Tisch vor mir lag ein Magazin mit illustrierter Werbung mit intensiv schwarzen Punkten. Ich stellte mir vor, sie wären Höhlen, in denen sich Menschen bewegten. Mein Freund sagte, meine Augen wären jetzt im Nahpunkt fokussiert, und als ich mir Lesematerial ansah, konnte ich es lesen. Dann schaute ich eine Zeitung an und stellte mir dabei das perfekte Schwarz der imaginären Höhlen vor. Ich freute mich sehr, dass ich sie perfekt lesen konnte.

Daraufhin diskutierten wir, was diese positive Wirkung hervorgerufen haben könnte. War es Anspannung, oder was war es? Ich versuchte, mir noch einmal die schwarzen Höhlen ins Gedächtnis zu rufen, während ich die Zeitung anschaute, aber es funktionierte nicht. Ich konnte die Zeitung nicht lesen. Mein Freund fragte mich: ›Kannst du dir die schwarzen Höhlen vorstellen?‹ Ich antwortete: ›Nein, ich kann sie mir einfach nicht ins Gedächtnis rufen.‹ ›Nun‹, sagte er, ›schließ deine Augen und denke an die schwarzen Höhlen.‹ Als ich meine Augen wieder öffnete, konnte ich lesen – ein paar Augenblicke lang. Als ich noch einmal versuchte, mir die schwarzen Höhlen vorzustellen, gelang es mir nicht.

Je mehr ich mich anstrengte, umso weniger gelang es mir. Das konnten wir uns nicht erklären. Wir diskutierten darüber und sprachen über viele Dinge. Plötzlich, ohne jede Anstrengung, kamen mir die schwarzen Höhlen in den Sinn, und das half mir tatsächlich beim Lesen. Wir sprachen also darüber, warum ich mir die schwarzen Höhlen nicht vorstellen konnte, als ich es so sehr versuchte, und warum ich mich an sie erinnerte, als ich es nicht versuchte oder während ich an andere Dinge dachte. Schließlich wurde mir klar, dass ich mir diese schwarzen Höhlen nur vorstellen konnte, wenn ich mich nicht bemühte und keinerlei Anstrengung unternahm.

Ich hatte die Wahrheit entdeckt: *Man kann ein perfektes Erinnerungsvermögen nur ohne Anstrengung erreichen und auf keine andere Weise. Und, wenn das Erinnerungsvermögen oder die Vorstellungskraft perfekt sind, ist auch die Sehkraft perfekt.*«

Presbyopie ist auf Stress zurückzuführen und hängt nicht vom Alter ab. Folglich gewinnt man die Fähigkeit, im Nahpunkt zu sehen und zu lesen, zurück, wenn man Stress und Anspannung abbaut.

Kann man seine Fähigkeit zu sehen trainieren?

Die meisten Augenoptiker, Optometristen und Augenärzte sind wohl der Überzeugung, dass man Sehfähigkeit nicht trainieren kann. Diese Reaktion ist durchaus verständlich, da es in der Optometrie meist darum geht, Brillen zu verkaufen, und nicht primär darum, nach einfachen und natürlichen Wegen zu suchen, gute Sehkraft wiederzuerlangen und zu erhalten.

Es ist die vorherrschende Meinung, dass Akkommodation oder das Fokussieren des Auges nicht trainiert werden kann, obwohl jeder weiß, dass man seinen Schwung beim Golf oder seinen Aufschlag beim Tennis trainieren und dadurch seine Leistung verbessern kann. Mit anderen Worten: *Training führt zu besserer Leistung.* Mit diesem Prinzip sind wir alle vertraut. Warum sollte dies nicht auch für die Augen gelten? Schließlich sind an der Akkommodation (beim Fokussieren) Muskeln beteiligt.

Der Bereich, in dem wir scharf sehen, wird Akkommodationsbereich genannt. Er ist dynamisch, das heißt, er verändert sich ständig. Sie haben wahrscheinlich schon erlebt, dass sich Ihr Sehvermögen an einem langen Arbeitstag gegen Abend verschlechtert. Es gibt aber auch langsame Veränderungen, die während des Älterwerdens auftreten. Wenn wir älter werden, haben wir nach und nach weniger Energie und Ausdauer, wir brauchen mehr Erholung und bewegen uns langsamer. Was die Augen betrifft, beginnen wir mit etwa Mitte vierzig die Grenzen unserer Akkommodationsbreite zu spüren.

Glücklicherweise kann man den Akkommodationsbereich, und damit den Sehschärfebereich, trainieren. Der Grund dafür liegt darin, dass unser Sehapparat *durch Muskelkraft* gesteuert wird. Und Muskelkraft und -flexibilität kann man trainieren. Dieses Buch zeigt Ihnen, wie man das genau macht.

Wer normalsichtig ist, blickt mehr oder weniger gleich oft in die Nähe und in die Ferne und hat gute Chancen, seine gute Sehkraft sehr lange zu erhalten. Menschen, die auf Bauernhöfen arbeiten, sehen meist sehr gut, und Ureinwohner in Südamerika und anderen Gebieten, bei denen das Jagen einen hohen Stellenwert hat, verfügen oft über eine außergewöhnliche Sehkraft.

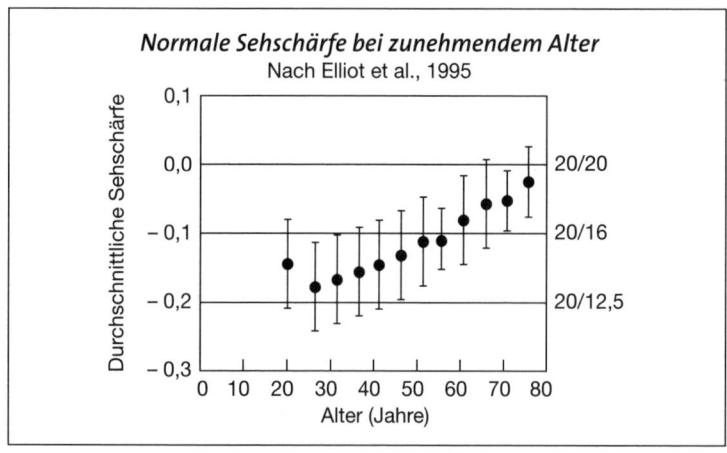

Die meisten Studien zur Sehfähigkeit beschäftigen sich mit Fehlsichtigkeit, doch es gibt auch eine Studie über die normale Sehfähigkeit. Diese Studie von Elliot et al. (1995) ergab, dass die normale Sehschärfe im Alter von 24 Jahren etwa

16

20/14 beträgt (entspricht dezimal 1,4), dass sie mit zunehmendem Alter langsam abnimmt und dass sie mit 75 Jahren 20/19 (also dezimal 1,05) beträgt. Das bedeutet also, dass die normale Sehschärfe idealerweise in jedem Lebensalter über 100 Prozent beträgt. Das ist ein weiterer Beweis dafür, *dass es kein Ablaufdatum für Sehschärfe gibt.*

Neuere Forschungen zum Thema Presbyopie

Wenn Sie dieses Buch lesen – vielleicht mithilfe einer Lesebrille –, dann haben Sie zweifellos die üblichen Erklärungen
gehört: Ihre Augenlinse verliert an Elastizität oder der Ziliarmuskel, der die Linse ringförmig umgibt, hat seine Kraft ver-
loren. Man sagt Ihnen, das sei zu erwarten, wenn man älter
wird, und übrigens sei es unheilbar. Die einzige Möglichkeit
zu lesen hätten Sie mithilfe einer Lesebrille. Ein ziemlich
deprimierendes Szenario.

Es gibt zwei Haupttheorien über die Entstehung von Alterssichtigkeit, die aus der Mitte des 19. Jahrhunderts stammen
und bis heute anerkannt werden. Der deutsche Wissen-
schaftler Helmholtz (1866) vertrat die Ansicht, dass eine Ver-
härtung der Linse mit zunehmendem Alter für die Presbyopie
verantwortlich sei. Dagegen hielt der holländische Augenarzt
Donders (1864) eine Schwächung des Ziliarmuskels, an dem
die Linse aufgehängt ist, für die Ursache.

Neuere Forschungen bestätigen diese Theorien nicht:
Was die Kraft des Ziliarmuskels betrifft, so haben Saladin und
Stark (1975) diese mit modernen Ultraschallgeräten untersucht und dabei entdeckt, dass der Ziliarmuskel sich auch
nach Erreichen der Akkommodation noch weiter zusammen-
zieht, was dafür spricht, dass er über mehr Kraft als notwendig verfügt. Und Tamm et al. (1992) kamen zu dem Schluss,
dass die Kraft des Muskels bis ins hohe Alter erhalten bleibt
und erst mit 120 Jahren praktisch »null« sein würde. Mit

anderen Worten, der Muskel hat in jedem Lebensalter mehr Kraft, als nötig ist, um die Zonulafasern, die der Linse ihre Stabilität verleihen und ihre Krümmung beeinflussen, zu entspannen.

Weitere Ultraschalluntersuchungen haben zudem gezeigt, dass die Linse, die zu 60 Prozent aus Wasser besteht, auch im hohen Alter noch elastisch ist und nicht verhärtet (R.F. Fisher und Barbara E. Pettet, 1973). Auch nimmt die Dicke der Augenlinse pro Jahr um etwa 0,02 Millimeter zu und ist im Alter von 80 Jahren doppelt so dick, wie sie im Alter von 20 war. Die Vorstellung, dass die Verdickung der Linse mit der Akkommodation bzw. dem Fokussieren korreliert, hält einer objektiven Betrachtung also nicht wirklich stand. *Tatsächlich wissen wir noch nicht genau, was Presbyopie verursacht.*

Was Lesebrillen Ihren Augen antun

Die meisten Menschen hinterfragen die weithin akzeptierte Annahme, dass das Tragen einer Brille das Beste ist, was man bei Sehproblemen tun kann, nicht. Und nur wenige Menschen überlegen, was wirklich geschieht, wenn sie ihre Brille aufsetzen, und warum das nicht die beste Lösung ist.

Die Optik von Brillengläsern

Die Sehstärke ist nicht statisch. *Unsere Sehkraft unterliegt ständigen Veränderungen.* Diese Tatsache ist den meisten Menschen bekannt. Wir haben zum Beispiel alle schon erlebt, dass die Augen an einem langen Tag am Computer ermüden.

Brillen werden angepasst, um Brechungsfehler zu korrigieren. Die Linse soll also das Bild, das wir sehen, exakt auf der Netzhaut (Retina) fokussieren. Augengläser sind nicht flexibel und kompensieren immer denselben Brechungsfehler. Wenn wir eine Brille tragen, muss dieser Brechungsfehler daher ständig aufrechterhalten werden, damit wir mit dieser Brille gut sehen.

Dieses Problem wird noch verstärkt, wenn eine hundertprozentige Korrektur des Brechungsfehlers genau zum Zeitpunkt der Messung verordnet wird, wie dies oft der Fall ist. Dann müssen sich Ihre Augen nämlich ständig an die Bedingungen anpassen, die in dem Moment geherrscht haben, als Ihre Augen getestet wurden. Wenn Ihre Sehkraft also nach der Arbeit untersucht wurde, dann sind Ihre Augen gezwungen, sich immer wieder an die zur Zeit der Untersuchung herrschenden Bedingungen anzupassen, auch wenn sie nicht mehr zutreffen. Das haben Sie möglicherweise schon erlebt, wenn Sie eine neue Brille zum ersten Mal aufgesetzt haben und Ihre Augen schmerzten. Die übliche Antwort in dieser Situation ist: »Sie werden sich in ein paar Tagen daran gewöhnt haben.«

Was geschieht nun mit Ihrer Sehkraft, wenn dieser Zustand anhält? Offensichtlich müssen sich Ihre Augen ständig anpassen, indem sie den Brechungsfehler aufrechterhalten, den sie zu dem Zeitpunkt hatten, als Ihre Augen getestet wurden. Ihre Sehkraft muss sich verschlechtern, nur damit Ihre Brille passt!

Die Bedeutung des optischen Mittelpunktes

Alle Brillengläser haben einen Punkt der besten Sehleistung – den optischen Mittelpunkt. Das bedeutet, die Gläser werden so konstruiert, als ob Sie ständig exakt durch den Mittelpunkt der Linsen blicken, der genau dann direkt vor Ihren Pupillen liegt, wenn Sie geradeaus blicken. Wenn Sie also durch diese Brille schauen und Ihre Augen vom Zentrum abwenden, wirken die Linsen eher wie Prismen. Wahrscheinlich haben Sie diesen Effekt schon auf Fotos gesehen, die mit einem Weitwinkelobjektiv aufgenommen wurden und die im Randbereich verzerrt sind. Sowohl dieser Effekt als auch die Tatsache, dass die Brillenfassung eine Art Rahmen bildet, fördern die Tendenz, genau die Position der Augen aufrechtzuerhalten, in der man die beste Sicht hat.

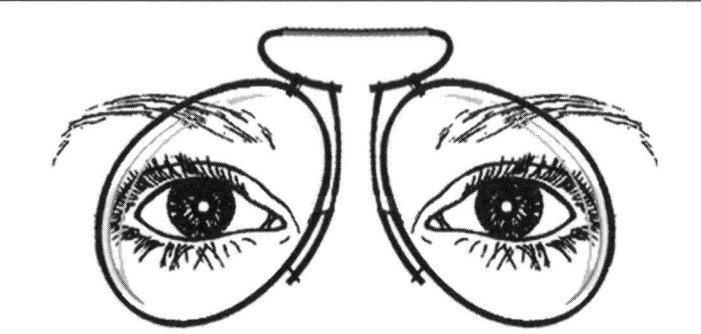

Es ist wichtig, dass Brillengläser so montiert werden, dass das optische Zentrum der Linsen direkt vor Ihren Augen liegt, wenn Sie geradeaus blicken oder wenn Sie lesen.

Der optische Mittelpunkt spielt auch beim Lesen mit Brille eine Rolle. Wie gesagt, Ihre Brille wurde Ihnen als Korrektur für die Ferne verordnet. Wenn Sie nun mit dieser Brille auf den Horizont blicken, sind Ihre Augen geradeaus durch das optische Zentrum der Gläser gerichtet. Wenn Sie jedoch lesen, drehen sich Ihre Augen nach innen und nach unten, damit sie auf dem Buch konvergieren. Außer wenn Sie spezielle Lesebrillen tragen oder der Lesebereich in Ihre Gläser integriert ist, werden die optischen Mittelpunkte der beiden Linsen weiter voneinander entfernt sein, als es fürs Lesen notwendig wäre. Dies bedeutet eine zusätzliche Anstrengung für die Augen, und je länger Sie lesen, desto größer wird die Beeinträchtigung.

Hat das Tragen einer Brille Einfluss auf die Größe Ihrer Augen?

Schockierenderweise gibt es hinreichend wissenschaftliche Beweise, dass die Entwicklung der Augen junger Primaten beeinträchtigt wird, wenn man ihnen Augengläser verpasst.

Biologische Forschungen an der New York University haben gezeigt, dass das Tragen einer Minuslinse bei Kurzsichtigkeit tatsächlich die Verlängerung des Augapfels, also die Verschlechterung der Nahsicht, bedingt. Auch Pluslinsen, die bei Presbyopie oder Weitsichtigkeit angepasst werden, bewirken eine Verschlechterung. Diese Forschungen auf dem Gebiet der Emmetropisierung (natürliche Fähigkeit der Augen, klare Sicht zu entwickeln) gehen auf die frühen 1990er-Jahre zurück.

Die Vorstellung, dass Brillen die Sehkraft verschlechtern, stößt bei der optischen Industrie natürlich auf wenig Gegenliebe, so wie die Tabakindustrie das Rauchen nicht als schädlich erachtet.

Der Ärger mit Brillen

Eine Brille zu tragen ist bestenfalls ein Kompromiss. Jeder weiß, dass Brillen nicht wirklich die Lösung sind. Sie bereiten jede Menge Ärger. Allein die Suche, wenn man sich nicht daran erinnern kann, wo man sie hingelegt hat, kann einen zur Verzweiflung treiben. Und wie aufreibend es ist, wenn sie beschlagen, sobald man bei Kälte einen warmen Raum betritt! Sie werden auch leicht schmutzig oder zerkratzen oder zerbrechen im ungeeignetsten Moment.

Beim Sehtraining ist es unser Ziel, Brillen durch Übungen überflüssig zu machen. *Unser Ziel ist nichts Geringeres als natürliches klares Sehen.*

Mehrstärkengläser

Bifokalgläser –
Fernbereich
Lesebereich

Bei *Bifokalgläsern* (Zweistärkengläsern) wird im unteren Teil einer Linse zusätzlich ein Feld für den Nahbereich eingeschliffen. Die ersten Bifokalgläser hatten in der Mitte eine deutlich sichtbare Trennlinie zwischen dem Fern- und dem Lesebereich. Heute ist dieser Übergang kaum zu sehen.

Trifokalgläser –
Fernbereich
Übergangszone
Lesebereich

Trifokalgläser (Dreistärkengläser) gehen einen Schritt weiter. Oberhalb des Lesefensters wird eine dritte Glasstärke für mittlere Entfernungen eingeschliffen.

Multifokale Gläser –
Fernbereich
Lesebereich

Gleitsichtgläser sind multifokal, das heißt, es sind mehrere Brillenglasstärken für verschiedene Sehentfernungen in einem Glas vereint. Das Ziel von Gleitsichtgläsern sind gleitende Übergänge vom Fernbereich über die mittlere Distanz zum Nahbereich, sodass keine Trennlinien zwischen den verschiedenen Zonen erkennbar sind. Den Übergang zwischen Fernteil und Nahteil bildet die *Progressionszone*, in der die Wirkung des Brillenglases vom Fernteil zum Nahteil kontinuierlich ansteigt.

Mit Gleitsichtgläsern erreicht man die beste Korrektur, wenn man direkt auf das Objekt blickt, das man betrachten will. Es gibt einen Korridor der optimalen Sehschärfe, der vertikal durch die Linse verläuft (*Progressionskorridor*). Der Optiker muss diesen Korridor richtig platzieren, damit Sie die beste Sicht haben, wenn Ihre Nase direkt auf das gerichtet ist, was Sie sehen wollen. Es gibt viele verschiedene Progressivgläser auf dem Markt. Die Unterschiede bestehen hauptsächlich in der Breite des zentralen Korridors der optimalen Sehschärfe, aber es gibt auch Spezial-Gleitsichtgläser für das Arbeiten am Computer mit einer breiteren mittleren Zone.

Multifokale Kontaktlinsen verbinden mehrere Dioptrienstärken in einer Linse. Es werden sogar multifokale Linsenimplantate angeboten. Man sollte sich sehr gut überlegen, ob man eine Multifokallinse operativ ins Auge implantieren lässt, da man Implantate nicht entfernen kann. Kontaktlinsen hingegen kann man wegwerfen.

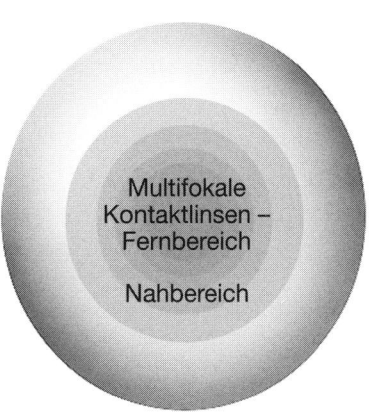

Modifizierte Monovision ist ein Versuch, alle Möglichkeiten abzudecken, indem ein Auge mit einer Einstärkenlinse und das andere mit einer Mehrstärkenlinse ausgestattet wird.

Da sich nicht jeder daran gewöhnen kann, wird üblicherweise eine kostenlose Probezeit angeboten. Das Anpassen der Linsen dauert länger als bei Einstärkenlinsen und daher kann das Anpassen kostenpflichtig sein. Viele Menschen lehnen Bifokal- und Multifokalgläser ab, besonders wenn sie vorher verzerrungsfrei gesehen haben. Gleitsichtgläser können gerade Linien krumm erscheinen lassen und Übelkeit oder Benommenheit hervorrufen. Dies kann sogar so weit gehen, dass man alles verschwommen sieht. Damit man mit Multifokalgläsern gut sehen kann, verändert sich die Sehkraft in vielen Fällen so stark, dass man ohne Brillen überhaupt nichts mehr sehen kann, vor allem dann, wenn die Dioptrienzahl mehr als +2,5 beträgt.

Die normale Sehkraft allmählich wiederzuerlangen, nachdem man Mehrstärkengläser getragen hat, kann eine Reihe von Schritten erfordern. Die Übungen beginnen auf Seite 48.

Das beste Leselicht

Tageslicht ist selbstverständlich das beste Licht, weil es das ganze Farbspektrum enthält. Doch da wir nicht immer Tageslicht haben, erhebt sich die Frage nach der besten künstlichen Lichtquelle.

Für industrielle Zwecke gibt es zahlreiche Methoden, um Tageslicht künstlich nachzubilden, z. B. Breitband-Fluoreszenz, 7-Phosphor-Leuchtstoffröhren-Technik und Filtered-Tungsten-Halogen-Technik. All diese Lichttechnologien können Licht erzeugen, dessen Farbspektrum dem von Tageslicht sehr ähnlich ist, allerdings zu einem nicht unerheblichen Preis.

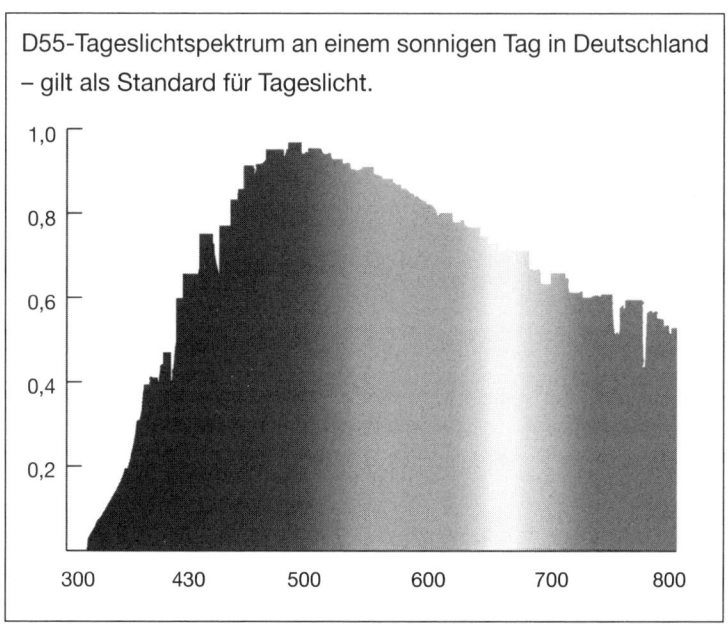

D55-Tageslichtspektrum an einem sonnigen Tag in Deutschland – gilt als Standard für Tageslicht.

Die Energie einer Lichtquelle bedingt unsere Fähigkeit, Farben korrekt zu sehen. Daher ist es sehr wichtig, eine Lampe zu wählen, die das Tageslicht so genau wie möglich reproduziert.

Wie wird Tageslicht gemessen?

Es gibt mehrere Normen für Tageslicht: D55 repräsentiert Tageslicht zur Mittagszeit, D65 durchschnittliches Tageslicht und D75 ist der Standard für nordseitiges Tageslicht. Diese drei Normen beinhalten ein ähnliches Spektrum, sodass Farbunterschiede minimal sind.

Umgebungslicht und Farbtemperatur bestimmen, wie wir Farben wahrnehmen. Die *Farbtemperatur* ist ein Maß für die spektrale Energieverteilung, also für den Farbeindruck einer Lichtquelle. Sie wird in Kelvin (K) gemessen, wobei niedrigere Farbtemperaturen mehr Rot enthalten und wärmer wirken, während höhere Farbtemperaturen mehr Blau enthalten und kälter erscheinen.

Standardglühbirnen haben ein ziemlich gelbes Licht bei einer Farbtemperatur von etwa 2.700 Kelvin. Tageslichtlampen haben einen hohen Blauanteil und etwa 6.000 bis 6.500 Kelvin.

Der Farbwiedergabeindex CRI

Der Farbwiedergabeindex CRI (*Colour Rendering Index*) dient der Bewertung, wie exakt Farben unter einer bestimmten Lichtquelle wiedergegeben werden. Der CRI-Wert wird auf einer Skala von 1 bis 100 gemessen. Er gibt in Prozent an, wie nah das Lichtspektrum einer Lichtquelle dem Spektrum von Sonnenlicht kommt. Licht mit nur einer Farbe hat den Wert 1, natürliches Sonnenlicht den Wert 100. Standard-Tageslichtleuchten haben mit einem CRI-Wert von etwa 75 eine bescheidene Farbwiedergabe. Um dem Tageslichtwert näher zu kommen, braucht man spezielle Leuchtstoffröhren, die als Triphosphor- oder Multiphosphor-Röhren bekannt sind und einen CRI-Wert von etwa 80 haben. Es gibt auch die Möglichkeit, teurere Lichtquellen zu erwerben, die mit einem CRI-Wert von 96 oder sogar 99 dem natürlichen Sonnenlicht außergewöhnlich nahe kommen.

Wie wir Farben unter verschiedenen Lichtbedingungen wahrnehmen

An einem sonnigen Tag beträgt die Beleuchtungsstärke 13.600 Footcandles (1 Footcandle = Licht einer Kerze in einer Entfernung von einem Fuß, ca. 30 Zentimeter) und die Farbtemperatur 5.000 Kelvin. Bei diesem Licht nehmen wir reines Weiß wahr.

An einem bewölkten Tag misst das Licht etwa 3.200 Footcandles und hat eine Farbtemperatur von 6.650 Kelvin. Bei künstlichem Licht und in der Nacht öffnet sich die Iris (der farbige Teil des Auges) weiter und es arbeiten mehr lichtempfindliche Stäbchen. Da Stäbchenzellen gegenüber Blau empfindlicher sind, nehmen wir Lichtquellen bläulich wahr, während 4.700 K weiß erscheinen.

Wenn man in ein Museum geht, in dem das Licht gegenüber der üblichen Innenbeleuchtung um den Faktor 10 reduziert ist (zum Beispiel von 200 auf etwa 20 Footcandles), arbeiten die Stäbchen noch mehr und 4.700 Kelvin erscheinen nun bläulich oder kalt, während 3.500 Kelvin weiß erscheinen.

Es ist wichtig anzumerken, dass sich zwar die Größe der Iris ändert, das Bild auf der Retina jedoch nicht. In einem bestimmten Blickfeld, beispielsweise beim Lesen, wird dieselbe Zahl von Stäbchen und von Zäpfchen dem Licht ausgesetzt. Es ist also erst die Lichtmenge, durch die bei stärkerer Beleuchtung ein größerer Einfluss auf die Zäpfchen und bei geringerer Beleuchtung mehr Einfluss auf die Stäbchen ausgeübt wird.

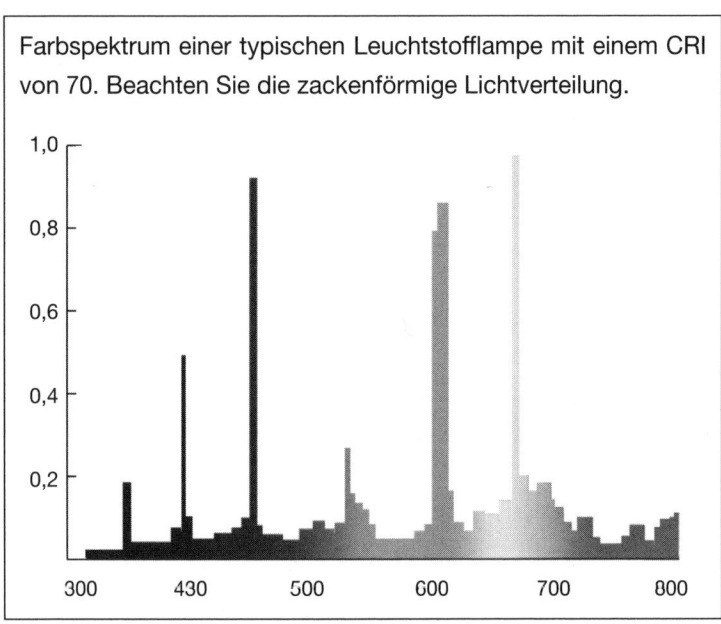

Farbspektrum einer typischen Leuchtstofflampe mit einem CRI von 70. Beachten Sie die zackenförmige Lichtverteilung.

Die gesamte Umgebung beeinflusst die Farbwahrnehmung ebenfalls. Wenn zum Beispiel ein kleiner Tageslichtstrahl in einen mit Glühlampen beleuchteten Raum fällt, wird dieser Lichtstrahl blau erscheinen, weil sich Ihre Augen an die geringere Beleuchtungsstärke angepasst haben, wodurch mehr auf Blau orientierte Stäbchen aktiviert werden.

Was ist also die perfekte Lichtquelle?

Die besten Leuchtmittel, die wir gefunden haben, werden von der Firma Solux hergestellt. Diese Niedervolt-Halogenlampen haben ein Farbspektrum, das von allen Lampen, die ich kenne, der D55-Norm am nächsten kommt.

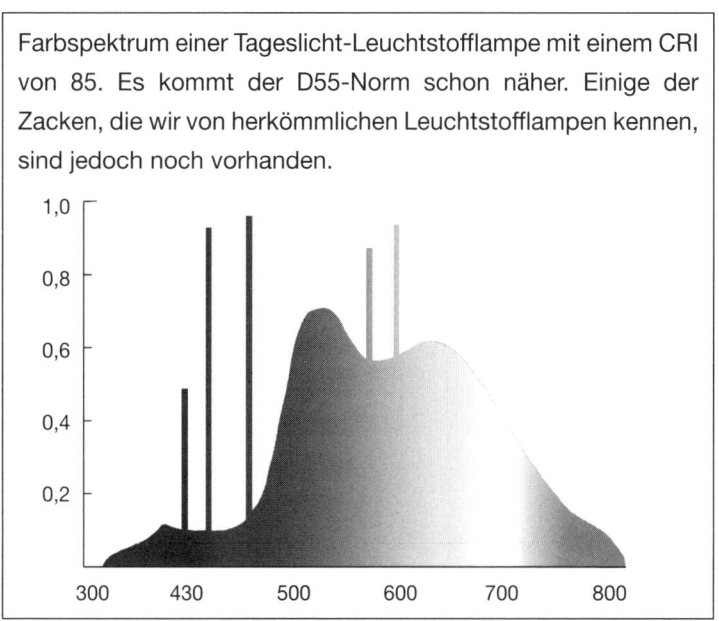

Farbspektrum einer Tageslicht-Leuchtstofflampe mit einem CRI von 85. Es kommt der D55-Norm schon näher. Einige der Zacken, die wir von herkömmlichen Leuchtstofflampen kennen, sind jedoch noch vorhanden.

Für das beste Ergebnis müssen Sie jeweils die Farbtemperatur wählen, die Ihrer gewünschten Beleuchtungsstärke entspricht. Für ein Büro wählen Sie am besten 4.700 Kelvin. Wenn Sie für Bildschirmarbeit eine geringere Beleuchtungsstärke erzielen wollen, dann wählen Sie 4.100 oder 3.500 Kelvin. Es geht darum, dass Weiß bei allen Lichtbedingungen weiß erscheint, sodass die Lichtsituation am angenehmsten für Ihre Augen ist.

Wenn die Farbtemperatur nicht ausgewogen ist, strengt das die Augen an, weil weniger Informationen von der Leseoberfläche an das Auge gelangen. Bei Bildschirmarbeit ist ein starkes Licht, das zur Decke strahlt, sodass diffuses Licht von oben kommt, am angenehmsten. Wenn man sehr viel am Computer arbeitet, empfindet man in der Regel etwa die halbe Beleuchtungsstärke der üblichen Bürobeleuchtung als angenehm.

Bildschirmarbeit und Lesebrillen

Viele von uns verbringen Stunden am Computer, wobei wir die meiste Zeit auf den Bildschirm blicken. Üblicherweise beträgt die Entfernung zum Bildschirm etwa 60 Zentimeter. Lesebrillen sind auf eine optimale Lesedistanz zwischen 30 und 40 Zentimetern eingestellt. Wenn man für Bildschirmarbeit eine normale Lesebrille verwendet, strengt man seine Augen also ständig an, und das führt höchstwahrscheinlich zu einer Verschlechterung der Sehstärke und in der Folge zu einer noch stärkeren Lesebrille. Wenn Sie eine Lesebrille verwenden, sollte sie auf die Entfernung zu Ihrem Bildschirm abgestimmt werden.

Hier spielt noch eine weitere wichtige Sehfunktion eine Rolle, und zwar die natürliche Akkommodationsruhelage bei Fehlen eines Sehreizes. Nachts zum Beispiel finden die Augen einen Akkommodationsruhepunkt, an dem sie automatisch zur Ruhe kommen, wenn sie sich nicht anstrengen, um ein Bild scharf zu stellen oder einen Gegenstand zu fixieren. Der Akkommodationsruhepunkt ist normalerweise 50 bis 80 Zentimeter von Ihren Augen entfernt. Wenn er mit der Position Ihres Bildschirms zusammenfällt, bedarf es nur einer sehr geringen Anstrengung, auf den Bild-

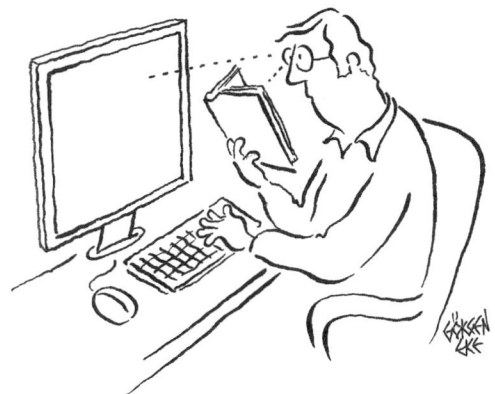

schirm zu blicken. Wenn dieser Punkt jedoch vor oder hinter dem Bildschirm liegt, müssen Sie ständig Muskelkraft anwenden, damit die Sehachsen beider Augen sich genau in der Bildschirmebene schneiden, also auf dem Bildschirm konvergieren. Das führt natürlich zu Ermüdung, Überanstrengung der Augen und mit der Zeit zu Anstrengungsbeschwerden, unter anderem zu Kopfschmerzen. Achten Sie darauf, dass Ihr Bildschirm weit genug entfernt steht. Forschungen zeigen, dass man weniger Fehler macht, wenn der Bildschirm einen Meter entfernt ist, als wenn er näher positioniert ist.

Brillen für die Bildschirmarbeit sollten also eine Linsenstärke aufweisen, die Ihnen in der Entfernung von Ihrem Bildschirm – und nicht beim Lesen eines Buches – optimale Sehstärke verleiht. Der Konvergenzwinkel sollte so eingestellt sein, dass die Konvergenz in Bildschirmentfernung stattfindet, sodass sich die Augen nur minimal anstrengen müssen.

Augenoptiker nehmen sich nicht immer die Zeit, all diese Messungen sorgfältig durchzuführen. Wenn der Mittelpunkt der Linse auch nur minimal abweicht, werden aus den Pluslinsen Prismen, die Ihre Augen beim Lesen noch mehr anstrengen.

Auch der Betrachtungswinkel sollte nicht außer Acht gelassen werden. Ihr Nahpunkt des Scharfsehens liegt näher, je weiter Sie beim Lesen hinunterblicken. Falls Sie geradeaus auf den Bildschirm blicken, dann sollten Ihre Computerbrillen auch entsprechend eingestellt sein, das heißt, in diesem Fall sollte der Mittelpunkt der Linsen direkt vor Ihren Augen liegen, wenn Sie auf den Bildschirm schauen.

Fertiglesebrillen aus dem Supermarkt sind nur zum Lesen von gedrucktem Text geeignet, nicht für Bildschirmarbeit. Und bei Bifokal- und Multifokalgläsern müssen Sie Ihren Kopf heben, um durch den richtigen Bereich der Brille zu blicken. Wenn Sie Ihren Kopf längere Zeit so halten, verspannen sich Nacken und Schultern, und das kann auch zu Schmerzen führen.

Sehtraining und Presbyopie

Was hinter dem Sehtraining steckt, ist ganz einfach. Wie ich schon sagte, jedes Training verbessert die Leistung. Sehtraining zielt darauf ab, durch eine Reihe von speziellen Übungen die normale Funktion der Augen und so die normale Sehkraft wiederherzustellen.

Das Problem bei der Presbyopie ist, dass der Nahpunkt des Scharfsehens weiter und weiter in die Ferne rückt. Bald sind Ihre Arme nicht mehr lang genug, um einen Text so weit von sich wegzuhalten, dass Sie ihn klar lesen können. Wir wollen den Nahpunkt zurückverlegen, sodass Sie in einem Abstand von etwa 15 Zentimetern von Ihren Augen noch klar lesen können.

Dass das Lesen von kleiner Schrift immer schwieriger wird, ist zumeist der Grund, warum man sich überhaupt eine Lesebrille anschafft. Wir müssen also die Augen auch trainieren, wieder kleine Schrift zu lesen. Dafür gibt es eine besonders wirkungsvolle Übung auf Seite 48ff.

Ein weiteres Problem bei Presbyopie besteht darin, dass man beim Lesen zunehmend mehr Licht benötigt. Das hängt sowohl mit der Abnahme der Sehkraft als auch mit der Öffnung der Iris (Regenbogenhaut) des Auges zusammen. Je weniger Licht verfügbar ist, umso weiter öffnet sich die Iris, damit genügend Licht auf die Retina fällt, sodass Sie den Text gut sehen können. Je weiter sich die Iris jedoch öffnet, desto mehr wird der Text verschwimmen, wenn Ihre Augen nicht mehr viel Brechkraft bzw. Akkommodationsbreite haben.

Wenn wir die Augen trainieren, beginnen wir mit dem Lesen von kleiner Schrift bei Tageslicht. Danach trainieren wir unsere Augen, bei immer weniger Licht und bei den unterschiedlichsten Lichtverhältnissen zu lesen. Und wenn Sie 3-Punkt-Schrift bei Kerzenlicht lesen können, können Sie überall lesen.

Die Sehstärke feststellen

Um festzustellen, welche Linsenstärke Ihre Sehkraft auf perfekte 20/20-Sicht korrigiert, werden die Dioptrienwerte vom Augenarzt oder Augenoptiker durch eine subjektive und eine objektive Messung bestimmt.

Für ein objektives Messergebnis wird üblicherweise ein sogenannter Autorefraktor verwendet. Dieses Messgerät testet Ihre Augen im Hinblick auf perfekte Sehschärfe in einer Entfernung von sechs Metern und errechnet den Durchschnittswert mehrerer Refraktionsmessungen. Die Messgenauigkeit beträgt plus/minus eine halbe Dioptrie (also eine Zeile auf der Sehtafel).

Die zweite Messung erfolgt in einem subjektiven Test, bei dem Sie durch verschieden starke Linsen blicken, um festzustellen, welche Gläser Ihnen am angenehmsten sind. Dieser Test findet meist in einem abgedunkelten Raum statt, und überdies versuchen Ihre Augen ständig, sich an verschiedene Linsen anzupassen. Dies resultiert oft in überkorrigierten Brillen. Wahrscheinlich haben Sie schon erlebt, dass Ihre Augen schmerzten, als Sie die neue Brille zum ersten Mal aufsetzten, weil Ihnen alles viel zu scharf erschien.

Die menschliche Sehschärfe kann während des Tages um bis zu zwei Dioptrien schwanken. Wenn Sie Ihre Sehfähigkeit alle paar Stunden testen, werden Sie jedes Mal ein anderes Ergebnis erhalten. Dennoch ist es eine gute Idee, Ihre Augen zu testen, bevor Sie mit dem Sehtraining beginnen.

Am Beginn des Sehtrainings werden Sie wahrscheinlich sehr bald eine Verbesserung feststellen. Das ist Ihre subjektive Erfahrung, die sich nicht sofort auf das Ergebnis des Messgerätes auswirkt. Es kann sogar sein, dass Sie vier oder fünf Zeilen mehr auf der Sehtafel sehen können und das Gerät dennoch keine Verbesserung anzeigt, da es nur absolut perfektes Scharfstellen Ihrer Augen misst, nicht aber die Tatsache, dass Sie jetzt besser sehen als vorher. Sie sollten daher Ihre Sehstärke erst frühestens nach einem Monat des Sehtrainings neuerlich messen lassen. Es ist jedoch gut möglich, dass Sie sich während dieser Zeit eine schwächere Brille besorgen müssen, wenn die bisherige Brille Ihren Augen wehzutun beginnt.

Der Besuch beim Optiker

Auch wenn der Optiker nicht begeistert ist, sollten Sie darauf bestehen, eine unterkorrigierte Brille zu erhalten.

Lassen Sie den Optiker die Messung Ihrer Sehstärke mit seinen Geräten durchführen. Das Ergebnis ist meist eine hundertprozentige Korrektur, die Ihnen zu scharf vorkommt, und möglicherweise werden Ihre Augen sogar schmerzen. Bitten Sie Ihren Optiker in diesem Fall, die Verschreibung um eine halbe bis eine Dioptrie zu reduzieren. Dann gehen Sie auf die Straße und blicken Sie umher. Probesehen im Geschäft oder im Einkaufszentrum genügt nicht. Sie müssen die Brille bei Tageslicht und unter realen Bedingungen ausprobieren.

Um das beste Ergebnis zu erzielen, sollten Sie mit Ihrer Brille in der Ferne ganz leicht unscharf sehen. Das entspricht einer Fernsicht von etwa 20/40. Die Unterkorrektur sollte jedoch nicht mehr als eine Dioptrie betragen, denn bei einer größeren Reduktion der Korrektur kann es leicht sein, dass Sie Ihre Augen überanstrengen. In diesem Fall wäre der Fortschritt des Sehtrainings stark beeinträchtigt.

Ihre Brillenverordnung verstehen

Ein Brillenrezept ist für die meisten Menschen absolut unverständlich. Tatsächlich ist es jedoch viel einfacher, als es den

Brillen-
Gläser- **Verordnung**

für _____ Datum

		Sphär.	Cyl.	Achse	Prisma	Basis
Ferne	R	−2,5	−0,5	85°		
	L	+1,5				
Nähe	R					
	L					

Hornhautscheitelabstand: _____ mm

Pupillendistanz: _____ mm

Bemerkungen: _____

Anschein hat. Zunächst einmal gibt es ein Messergebnis für das linke und eines für das rechte Auge, wobei »L« das linke Auge bezeichnet und »R« das rechte.

Sphärisch (Sphär) bedeutet kugelförmig und beschreibt die Stärke des verordneten Brillenglases in Dioptrien. Diese Spalte zeigt Ihnen die Stärke Ihrer Fehlsichtigkeit an und ob Sie kurz- oder weitsichtig sind. Der Wert für die Korrektur der Kurzsichtigkeit (Myopie) wird in Minus, für die Korrektur der Weitsichtigkeit (Hyperopie) oder Presbyopie (Sie benötigen eine Lesebrille) in Plus angegeben.

Astigmatismus (Hornhautverkrümmung) wird mit Zylindergläsern korrigiert. Der Zylinderwert (Zyl oder Cyl) gibt die Stärke des Astigmatismus in Dioptrien an, der Achsenwert die Lage der Zylinderachse in Grad. »Cyl -0,5 Achse 85°« beispielsweise bedeutet: Zylinderkorrektur von minus einer halben Dioptrie in einem 85-Grad-Winkel. Wenn beide Augen astigmatisch sind, kann man Astigmatismus in verschiedenen Winkeln und in unterschiedlicher Stärke haben. Es kann auch sein, dass nur ein Auge Astigmatismus aufweist.

Ein Prisma wird bei Schielen (Strabismus) verordnet. Eine Prismendioptrie entspricht einer Abweichung der Sehachse von einem Zentimeter pro Meter.

Bei Bifokal- und Gleitsichtbrillen wird der Nahzusatz als Addition bezeichnet. Die Addition gibt an, um wie viele Dioptrien die Nahwirkung stärker sein muss als die Fernwirkung (Fernbrillenstärke + Addition = Nahbrillenstärke).

PD ist die Pupillendistanz, der Abstand von der Mitte der Pupille beim Blick geradeaus bis zur Mitte der Nasenwurzel.

Presbyopie-Sehtest

Ihre Fähigkeit zu lesen wird mithilfe sogenannter Nahsehproben, meist mit Lesetexten in verschiedenen Schriftgrößen, überprüft. Wenn Sie 4-Punkt-Schrift in einem Abstand von 35 Zentimetern lesen können, haben Sie perfekte Sehkraft.

Die Zahlen der linken Spalte sind die Snellen-Werte. Vergessen Sie nicht, dass auch die Lichtqualität großen Einfluss auf Ihre Fähigkeit hat, Schriftzeichen zu erkennen. So wird Ihre Lesefähigkeit abends ein oder zwei Zeilen weiter hinaufrutschen. Idealerweise sollten Sie die 20/20-Zeile in einem Abstand von 15 bis 20 Zentimetern von Ihren Augen kristallklar sehen können. Das ist die normale Sehstärke für Aktivitäten in Nahpunkt-Entfernung. Kinder können diese Druckgröße etwa 5 Zentimeter vor ihren Augen klar sehen.

Nahpunkt
Nehmen Sie einen Kugelschreiber mit Beschriftung und führen Sie ihn so nahe wie möglich an Ihr Auge heran, sodass Sie den Text klar lesen können. Dort liegt Ihr Nahpunkt.

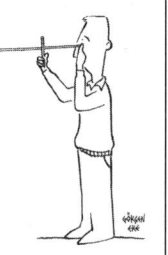

Die Bedeutung des Nahpunkts

Normalerweise sollte der Nahpunkt etwa 15 Zentimeter vom Auge entfernt sein. Wenn er weiter entfernt ist, leiden Sie

möglicherweise unter Presbyopie, brauchen also eine Lesebrille. In jedem Fall sollten Sie Übungen machen, die Ihren
Nahpunkt wieder möglichst nahe an 15 Zentimeter heran-
bringen.

Bei Presbyopie haben Sie Schwierigkeiten beim Lesen,
sehen aber dennoch sehr gut in die Ferne. Wenn Ihr Nahpunkt
des Scharfsehens mehr als 25 Zentimeter vom Auge entfernt
ist, sollten Sie mit den Presbyopie-Übungen beginnen.

Wie Sie Ihre Akkommodationsbreite ermitteln

Ein zehnjähriges Kind hat eine Sehstärke von etwa 20 Dioptrien und kann in etwa fünf Zentimetern Entfernung von seiner Nase klar sehen. Wenn wir älter werden, lässt die Sehkraft hauptsächlich aufgrund unserer Sehgewohnheiten
allmählich nach. Während der Arbeit ist die Schärfenebene
die meiste Zeit eingeschränkt, zum Beispiel auf die Entfernung einer Maschine oder eines Bildschirms. Wenn wir das
jahrelang praktizieren, passt sich unser optisches System an
unsere Arbeitsumgebung an.

Aber auch Energie und Muskelkraft nehmen ab, wenn wir
älter werden. Als Sie 18 Jahre alt waren, konnten Sie die ganze Nacht durchtanzen und hatten am nächsten Tag keine
Probleme in der Schule oder bei der Arbeit. Wenn Sie das
heute versuchen, werden Sie den Schlafmangel sicher spüren. Um die Mitte vierzig bemerken wir einen Rückgang
unserer Sehfähigkeit. Unsere Sehkraft hat um etwa fünf
Dioptrien abgenommen, was den Beginn einer Presbyopie
bedeutet.

Wenn Sie dies nun mithilfe einer Lesebrille korrigieren, tun Sie nichts dagegen, sondern Sie akzeptieren passiv Ihr Schicksal, und Ihre Sehfähigkeit wird höchstwahrscheinlich weiter nachlassen. Wenn Sie jedoch das Lesen unter den verschiedensten Bedingungen trainieren, können Sie sich Ihre Lesefähigkeit erhalten.

Mithilfe der folgenden Messung können Sie Ihre aktuelle Akkommodationsbreite, also Ihre Sehkraft, einschätzen:

1. Nehmen Sie dieses Buch und führen Sie es so nahe wie möglich an Ihre Augen heran, sodass Sie den Text noch perfekt lesen können.
2. Messen Sie nun den Abstand zwischen dem Buch und Ihren Augen in Zentimetern.
3. Dividieren Sie 100 durch dieses Ergebnis und Sie haben Ihre Akkommodationsbreite.

Wenn zum Beispiel 50 Zentimeter die geringste Entfernung ist, in der Sie dieses Buch ohne Brille lesen können, dann beträgt Ihre Akkommodationsbreite 100/50, also zwei Dioptrien.

Ihre Akkommodationsbreite zu trainieren bedeutet, Ihren Nahpunkt näher an Ihre Augen zu bringen. Ganz allgemein kann man sagen, der Nahpunkt sollte so nahe wie möglich an die Entfernung von 15 Zentimetern herankommen.

Auf der folgenden Seite finden Sie eine Sehtafel, mit der Sie Ihre Nahsicht testen können.

Sehtafel für die Nähe

Wenn Ihre Sehstärke beim Lesen 20/20 beträgt, sollten Sie diese Zeilen bei gutem Tageslicht in normaler Leseentfernung lesen können:

20/50 A b C d E f G h I j K 1 3 5 7 9 2 4 6 8

20/40 A b C d E f G h I j K 1 3 5 7 9 2 4 6 8

20/30 A b C d E f G h I j K 1 3 5 7 9 2 4 6 8 Ihre Lesefähigkeit ist für die meisten Situationen ausreichend, Sie haben aber wahrscheinlich Schwierigkeiten, bei schlechtem Licht zu lesen.

20/25 A b C d E f G h I j K 1 3 5 7 9 2 4 6 8 Ihre Lesefähigkeit ist ziemlich gut – nur ganz wenig unter dem Optimum.

20/20 A b C d E f G h I j K 1 3 5 7 9 2 4 6 8 Gratulation! Sie haben auch im Nahpunkt perfekte Lesefähigkeit.

Stellen Sie fest, welche Zeile Sie bei gutem Tageslicht aus einer Entfernung von 35 Zentimetern ohne Anstrengung lesen können. Das ist Ihre Lese-Sehschärfe.

Wenn Ihre Lese-Sehfähigkeit im normalen Leseabstand von 35 Zentimetern mehr als 20/25 beträgt, dann sollten Sie mit den Übungen in diesem Buch beginnen. Wie gesagt, auch die Beleuchtung beeinflusst Ihre Fähigkeit zu lesen. Tageslicht ist das beste Licht beim Lesen oder Arbeiten, Leuchtstofflampen bieten das schlechteste.

Wenn Sie nichts mehr ohne Brille lesen können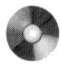

Wenn die Stärke Ihrer Lesebrille +2,5 Dioptrien übersteigt, verändert sich Ihre Sehkraft so weit, dass Sie ohne Brille nichts mehr klar lesen können.

Und wenn Ihre Presbyopie so weit fortgeschritten ist, dass Sie eine Lesebrille mit +3 oder +4 Dioptrien benötigen, dann wird auch das Sehen in der Ferne ohne Brille schwierig. Mehrstärkengläser haben übrigens dieselbe Wirkung. Ein Teilnehmer an einem meiner Workshops in Wien klagte, das sei sehr frustrierend. In diesem Fall müssen Sie kleinere Schritte machen und anfangs einfach Ihre alten Lesebrillen mit geringerer Stärke verwenden.

Manchmal ist es auch nur eines Ihrer Augen, das große Schrift nicht lesen kann. In diesem Fall müssen Sie die Übung nur mit diesem einen Auge machen, bis beide Augen dieselbe Zeile aus derselben Entfernung lesen können.

Nehmen Sie eine Sehtafel (Sie können Sehtafeln von www.vision-training.com/Download herunterladen) und suchen Sie den kleinsten Buchstaben, den Sie ohne Brille perfekt lesen können. Machen Sie keine Kompromisse. Der Text muss absolut klar sein. Sie wollen Ihrem Gehirn die Botschaft vermitteln, *dass Sie klar sehen wollen* und nicht nur weniger verschwommen.

1. Finden Sie die kleinsten Buchstaben, die Sie mit dem rechten Auge ganz klar sehen können.
2. Wiederholen Sie dasselbe mit dem linken Auge. Wenn es

einen Unterschied zwischen Ihren beiden Augen gibt, dann machen Sie die Übung mit dem Auge, das zum Lesen die größeren Buchstaben braucht.

3. Drehen Sie die Sehtafel um, sodass sie auf dem Kopf steht.

4. Lassen Sie Ihre Augen über die weißen Zwischenräume zwischen den Zeilen wie bei einem Slalom bis zum Ende der Seite hin und her gleiten.

5. Drehen Sie die Sehtafel wieder in die normale Position, und Sie werden feststellen, dass die Buchstaben nun dunkler und schließlich klarer erscheinen.

6. Fahren Sie mit der Übung fort, bis beide Augen dieselbe Zeile mit derselben Klarheit lesen können.

7. Danach machen Sie die Übung so lange, bis Sie auch die unterste Zeile der Sehtafel lesen können.

8. Schließlich fahren Sie mit der Übung noch so lange fort, bis Sie die Sehtafel möglichst nahe an einen Abstand von 20 Zentimetern an Ihre Augen heranführen können.

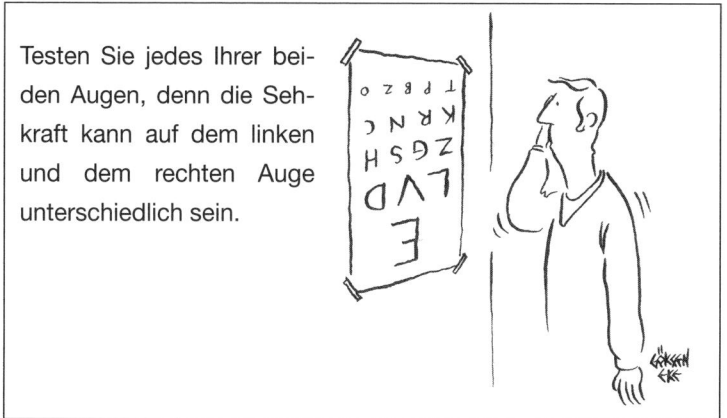

Testen Sie jedes Ihrer beiden Augen, denn die Sehkraft kann auf dem linken und dem rechten Auge unterschiedlich sein.

Kleine Schrift lesen

Bei dieser Übung sollte gutes Tageslicht auf die Buchseiten fallen. Nehmen Sie Ihre Lesebrille ab und ruhen Sie Ihre Augen ein paar Minuten aus, indem Sie sie palmieren, bevor Sie den folgenden, immer kleiner werdenden Text lesen.

1. Beginnen Sie auf Seite 49. Drehen Sie das Buch auf den Kopf und gleiten Sie mit Ihren Augen wie bei einem Slalom über die weißen Zwischenräume zwischen den Zeilen. Stellen Sie sich dabei den Hintergrund als strahlendes Weiß vor – wie Sonnenlicht, das von Wasser oder Schnee reflektiert wird. Atmen Sie regelmäßig und tief.
2. Scannen Sie weiter die weißen Zwischenräume bis zum Ende jeder Seite, bis Seite 53.
3. Nun drehen Sie das Buch wieder in die richtige Position und stellen Sie fest, wie viele Wörter oder Absätze Sie jetzt mehr lesen können als vorher. Sie müssen nicht jeden Absatz zur Gänze lesen, denn es ist immer derselbe Text in verschiedenen Schriftgrößen.
4. Führen Sie die Übung fünf Minuten lang durch oder so lange, bis Sie den untersten Absatz lesen können.

Ihnen wird zunächst auffallen, dass Wörter klar werden, dann Sätze und schließlich der ganze Absatz. Bei einigen Menschen geht das sehr schnell, andere müssen mehrere Male üben, bevor sie sich genügend entspannen und ihren Augen erlauben, sich anzupassen. Es geht darum, sich mehr Flexibilität zuzugestehen und zu entdecken, wie sich eine größere Flexibilität anfühlen würde. Es ist eine bestechende Frage, nicht wahr? *Wie würde ich mich fühlen, wenn ich so kleine Schrift lesen könnte?*

Wenn Ihr Nahpunkt weiter hinausrückt oder Sie sich dem sogenannten »Alterssichtig-keits-Alter« nähern, sollten Sie sich den be-merkenswerten Herrn zum Vorbild nehmen, den ich einmal kennengelernt habe. Er such-te etwas sehr klein Gedrucktes und las es mehrmals am Tag. Beginnen Sie bei gutem Tageslicht, fahren Sie dann bei jeder nur mög-lichen künstlichen Beleuchtung fort, und brin-gen Sie den Text immer näher an die Augen heran, bis Sie ihn aus einer Entfernung von 15 Zentimetern oder weniger lesen können. So entkommen Sie nicht nur einer Lesebrille, sondern auch vielen anderen Augenproble-men. Die Natur hat uns mit natürlichem kla-rem Sehen ausgestattet.

Wenn Ihr Nahpunkt weiter hinausrückt oder Sie sich dem sogenannten »Alterssichtigkeits-Alter« nähern, sollten Sie sich den bemerkenswerten Herrn zum Vorbild nehmen, den ich einmal kennengelernt habe. Er suchte etwas sehr klein Gedrucktes und las es mehrmals am Tag. Beginnen Sie bei gutem Tageslicht, fahren Sie dann bei jeder nur möglichen künstlichen Beleuchtung fort, und bringen Sie den Text immer näher an die Augen heran, bis Sie ihn aus einer Entfernung von 15 Zentimetern oder weniger lesen können. So entkommen Sie nicht nur einer Lesebrille, sondern auch vielen anderen Augenproblemen. Die Natur hat uns mit natürlichem klarem Sehen ausgestattet.

Wenn Ihr Nahpunkt weiter hinausrückt oder Sie sich dem sogenannten »Alterssichtigkeits-Alter« nähern, sollten Sie sich den bemerkenswerten Herrn zum Vorbild nehmen, den ich einmal kennengelernt habe. Er suchte etwas sehr klein Gedrucktes und las es mehrmals am Tag. Beginnen Sie bei gutem Tageslicht, fahren Sie dann bei jeder nur möglichen künstlichen Beleuchtung fort, und bringen Sie den Text immer näher an die Augen heran, bis Sie ihn aus einer Entfernung von 15 Zentimetern oder weniger lesen können. So entkommen Sie nicht nur einer Lesebrille, sondern auch vielen anderen Augenproblemen. Die Natur hat uns mit natürlichem klarem Sehen ausgestattet.

Wenn Ihr Nahpunkt weiter hinausrückt oder Sie sich dem sogenannten »Alterssichtigkeits-Alter« nähern, sollten Sie sich den
bemerkenswerten Herrn zum Vorbild nehmen, den ich einmal
kennengelernt habe. Er suchte etwas sehr klein Gedrucktes und
las es mehrmals am Tag. Beginnen Sie bei gutem Tageslicht,
fahren Sie dann bei jeder nur möglichen künstlichen Beleuchtung fort, und bringen Sie den Text immer näher an die Augen
heran, bis Sie ihn aus einer Entfernung von 15 Zentimetern oder
weniger lesen können. So entkommen Sie nicht nur einer Lesebrille, sondern auch vielen anderen Augenproblemen. Die Natur
hat uns mit natürlichem klarem Sehen ausgestattet.

Wenn Ihr Nahpunkt weiter hinausrückt oder Sie sich dem sogenannten
»Alterssichtigkeits-Alter« nähern, sollten Sie sich den bemerkenswerten Herrn zum Vorbild nehmen, den ich einmal kennengelernt habe. Er
suchte etwas sehr klein Gedrucktes und las es mehrmals am Tag.
Beginnen Sie bei gutem Tageslicht, fahren Sie dann bei jeder nur möglichen künstlichen Beleuchtung fort, und bringen Sie den Text immer
näher an die Augen heran, bis Sie ihn aus einer Entfernung von 15 Zentimetern oder weniger lesen können. So entkommen Sie nicht nur einer
Lesebrille, sondern auch vielen anderen Augenproblemen. Die Natur
hat uns mit natürlichem klarem Sehen ausgestattet.

Wenn Ihr Nahpunkt weiter hinausrückt oder Sie sich dem sogenannten »Alters-sichtigkeits-Alter« nähern, sollten Sie sich den bemerkenswerten Herrn zum Vorbild nehmen, den ich einmal kennengelernt habe. Er suchte etwas sehr klein Gedrucktes und las es mehrmals am Tag. Beginnen Sie bei gutem Tageslicht, fahren Sie dann bei jeder nur möglichen künstlichen Beleuchtung fort, und bringen Sie den Text immer näher an die Augen heran, bis Sie ihn aus einer Entfernung von 15 Zentimetern oder weniger lesen können. So entkommen Sie nicht nur einer Lesebrille, sondern auch vielen anderen Augenproblemen. Die Natur hat uns mit natürlichem klarem Sehen ausgestattet.

Wenn Ihr Nahpunkt weiter hinausrückt oder Sie sich dem sogenannten »Alterssichtigkeits-Alter« nähern, sollten Sie sich den bemerkenswerten Herrn zum Vorbild nehmen, den ich einmal kennengelernt habe. Er suchte etwas sehr klein Gedrucktes und las es mehrmals am Tag. Beginnen Sie bei gutem Tageslicht, fahren Sie dann bei jeder nur möglichen künstlichen Beleuchtung fort, und bringen Sie den Text immer näher an die Augen heran, bis Sie ihn aus einer Entfernung von 15 Zentimetern oder weniger lesen können. So entkommen Sie nicht nur einer Lesebrille, sondern auch vielen anderen Augenproblemen. Die Natur hat uns mit natürlichem klarem Sehen ausgestattet.

Wenn Ihr Nahpunkt weiter hinausrückt oder Sie sich dem sogenannten »Alterssichtigkeits-Alter« nähern, sollten Sie sich den bemerkenswerten Herrn zum Vorbild nehmen, den ich einmal kennengelernt habe. Er suchte etwas sehr klein Gedrucktes und las es mehrmals am Tag. Beginnen Sie bei gutem Tageslicht, fahren Sie dann bei jeder nur möglichen künstlichen Beleuchtung fort, und bringen Sie den Text immer näher an die Augen heran, bis Sie ihn aus einer Entfernung von 15 Zentimetern oder weniger lesen können. So entkommen Sie nicht nur einer Lesebrille, sondern auch vielen anderen Augenproblemen. Die Natur hat uns mit natürlichem klarem Sehen ausgestattet

Wenn Ihr Nahpunkt weiter hinausrückt oder Sie sich dem sogenannten »Alterssichtigkeits-Alter« nähern, sollten Sie sich den bemerkenswerten Herrn zum Vorbild nehmen, den ich einmal kennengelernt habe. Er suchte etwas sehr klein Gedrucktes und las es mehrmals am Tag. Beginnen Sie bei gutem Tageslicht, fahren Sie dann bei jeder nur möglichen künstlichen Beleuchtung fort, und bringen Sie den Text immer näher an die Augen heran, bis Sie ihn aus einer Entfernung von 15 Zentimetern oder weniger lesen können. So entkommen Sie nicht nur einer Lesebrille, sondern auch vielen anderen Augenproblemen. Die Natur hat uns mit natürlichem klarem Sehen ausgestattet

Wenn Ihr Nahpunkt weiter hinausrückt oder Sie sich dem sogenannten »Alterssichtigkeits-Alter« nähern, sollten Sie sich den bemerkenswerten Herrn zum Vorbild nehmen, den ich einmal kennengelernt habe. Er suchte etwas sehr klein Gedrucktes und las es mehrmals am Tag. Beginnen Sie bei gutem Tageslicht, fahren Sie dann bei jeder nur möglichen künstlichen Beleuchtung fort, und bringen Sie den Text immer näher an die Augen heran, bis Sie ihn aus einer Entfernung von 15 Zentimetern oder weniger lesen können. So entkommen Sie nicht nur einer Lesebrille, sondern auch vielen anderen Augenproblemen. Die Natur hat uns mit natürlichem klarem Sehen ausgestattet

Wenn Ihr Nahpunkt weiter hinausrückt oder Sie sich dem sogenannten »Alterssichtigkeits-Alter« nähern, sollten Sie sich den bemerkenswerten Herrn zum Vorbild nehmen, den ich einmal kennengelernt habe. Er suchte etwas sehr klein Gedrucktes und las es mehrmals am Tag. Beginnen Sie bei gutem Tageslicht, fahren Sie dann bei jeder nur möglichen künstlichen Beleuchtung fort, und bringen Sie den Text immer näher an die Augen heran, bis Sie ihn aus einer Entfernung von 15 Zentimetern oder weniger lesen können. So entkommen Sie nicht nur einer Lesebrille, sondern auch vielen anderen Augenproblemen. Die Natur hat uns mit natürlichem klarem Sehen ausgestattet

Unterschiede im Leseabstand zwischen linkem und rechtem Auge ausgleichen

Um einen Unterschied zwischen Ihren Augen auszugleichen, müssen Sie mit dem Auge arbeiten, bei dem der Abstand beim Lesen größer ist.

Ein Unterschied in der Leseentfernung der beiden Augen führt oft zu Überanstrengung der Augen und zu Kopfschmerzen. Daher ist es wichtig, auftretende Unterschiede auszugleichen.

Den Lese-Nahpunkt bestimmen

1. Nehmen Sie irgendeinen Text, den Sie ohne Brille lesen können.
2. Bewegen Sie den Text langsam möglichst nahe an Ihre Augen heran, so lange, wie Sie ihn mit beiden Augen noch ganz klar lesen können.
3. Schließen Sie Ihr linkes Auge. Wenn Sie den Text nun verschieben müssen, besteht ein Unterschied.
4. Wiederholen Sie diesen Vorgang, indem Sie Ihr rechtes Auge schließen, und finden Sie heraus, auf welche Entfernung Sie absolut klar lesen können.
5. Falls die Lese-Sehschärfe eines Ihrer beiden Augen wesentlich geringer ist, müssen Sie sehr große Schrift, wie zum Beispiel eine Sehtafel in normaler Größe, verwenden, um dieses Auge darauf zu trainieren, immer kleinere Schrift zu lesen.

Durch diesen Test entdeckte eine Frau in Sydney, dass der kleinste Buchstabe, den sie ohne Brille klar sehen konnte, das P auf einem Parkplatzhinweis war. Manchmal hat sich die Sehkraft eines Menschen bereits derart verschlechtert, dass er nur mehr sehr große Dinge in der Ferne ohne Brille klar sehen kann.

Im nächsten Schritt entwickeln Sie Ihre Lese-Sehstärke.

Den Lesebereich ausweiten

Trainieren Sie nun Ihre Lese-Sehkraft, bis Sie die kleinste Schrift in einem Abstand von Armeslänge bis so nahe wie möglich an 15 Zentimeter von Ihren Augen lesen können. Das wird Ihnen dabei helfen, Ihre Sehkraft so weit aufzubauen, dass Sie kleine Schrift bei Kerzenlicht lesen können. Dann haben Sie zusätzliche Kapazität.

1. Bewegen Sie das Buch zu dem Punkt, an dem Sie den Text mit dem Auge, dessen Nahpunkt weiter entfernt ist, klar sehen können.

2. Um dieses Auge zur Anpassung zu ermutigen, bringen Sie das Buch ein kleines bisschen näher, bis der Text ein wenig zu verschwimmen beginnt. Ihr Auge wird nun versuchen, diesen minimalen Unterschied auszugleichen, und wird in den meisten Fällen dabei erfolgreich sein.

3. Fahren Sie nun mit Vorwärts- und Rückwärtsbewegungen (»Posaunen«) fort, bis Ihre Augen so nahe wie möglich an den Leseabstand von 15 Zentimetern herankommen. Durch dieses Training erreichen Sie eine zusätzliche Kraft in Ihren Augen, die es ermöglicht, auch dann noch eine

normale Schriftgröße lesen zu können, wenn die Augen müde bzw. die Lichtverhältnisse schlecht sind. Wenn Sie 4-Punkt-Schrift lesen können, wird Ihnen das Lesen von 10-Punkt-Schrift wie in diesem Buch leicht fallen.

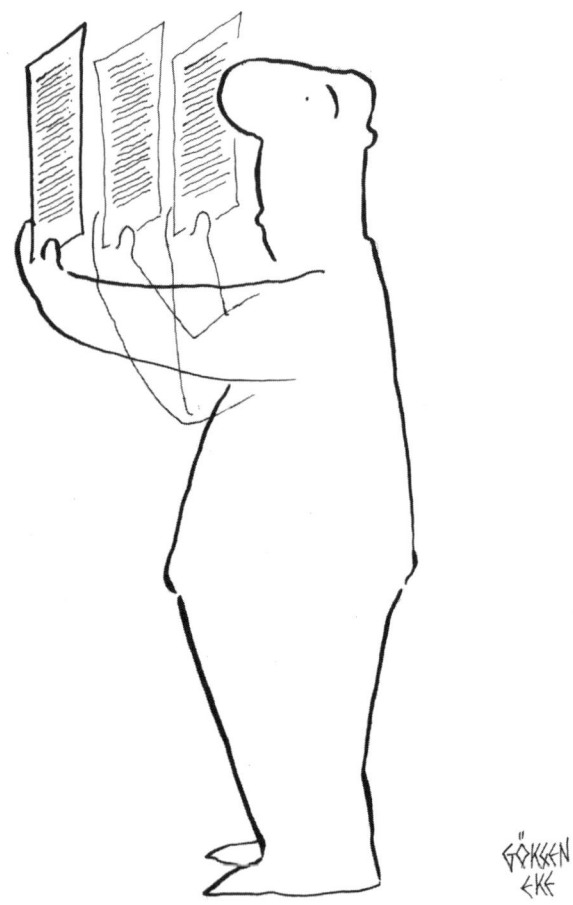

Bei allen Lichtverhältnissen leicht lesen

Schließlich geht es noch darum, das Lesen in verschiedenen Beleuchtungssituationen zu üben.

Bei hellem Tageslicht sind die Zäpfchenzellen aktiv und ermöglichen absolut klare Sicht. Bei schwachem Licht hingegen werden mehr Stäbchenzellen aktiviert, da diese sehr lichtempfindlich sind. Wenn Sie nun bei unterschiedlichen Lichtverhältnissen lesen, wechseln Sie auf natürliche Weise von einem Zelltyp zum anderen und entwickeln so die Fähigkeit, selbst kleine Schrift bei schlechten Lichtverhältnissen zu lesen. Sie könnten auch üben, indem Sie das Telefonbuch bei Mondschein lesen. Trainieren Sie Ihre Augen so gut, dass Sie vielfarbige Menüs in schummrigen Restaurants leicht lesen können.

Sobald Sie den vorigen Absatz bei gutem Tageslicht lesen können, können Sie dazu übergehen, ihn bei immer schlechterer Beleuchtung zu lesen. Schon beim Wechsel von Tageslicht zu Kunstlicht werden Sie feststellen, wie dies Ihre Lesefähigkeit beeinflusst. Lesen Sie immer wieder bei unterschiedlicher Beleuchtung, bis Sie kleine Schrift beim Licht von nur einer Kerze lesen können.

Danach brauchen Sie nichts anderes mehr zu tun, als Ihre ausgezeichnete Lesefähigkeit dadurch aufrechtzuerhalten, dass Sie so oft wie möglich kleine Schrift lesen. Lesen Sie zum Beispiel die Analyse auf dem Etikett einer Wasserflasche einfach deshalb, weil es Spaß macht, dies tun zu können, oder lesen Sie beim Blick auf Ihre Uhr die winzige Beschriftung unterhalb des Markennamens.

Bequeme Leseübung

Das Ziel dieser Übung ist es, beim Wechsel zwischen Nahpunkt und Fernpunkt größere Flexibilität zu entwickeln und die Akkommodationsfähigkeit zu erhöhen. Mit dieser Übung trainieren wir auch die Fähigkeit, ohne Unterbrechung flüssig zu lesen.

1. Nehmen Sie ein Buch oder eine Zeitschrift mit viel weißem Raum zwischen den Zeilen und mit einer Schrift, die vor Ihren Augen ein wenig verschwimmt, wenn Sie die Seite hoch halten.
2. Halten Sie die Seite verkehrt herum, sodass Sie den Text nicht lesen können.
3. Lassen Sie Ihre Augen langsam und sanft um die weißen Ränder gleiten, als würden Sie aus Ihrem Hinterkopf blicken.

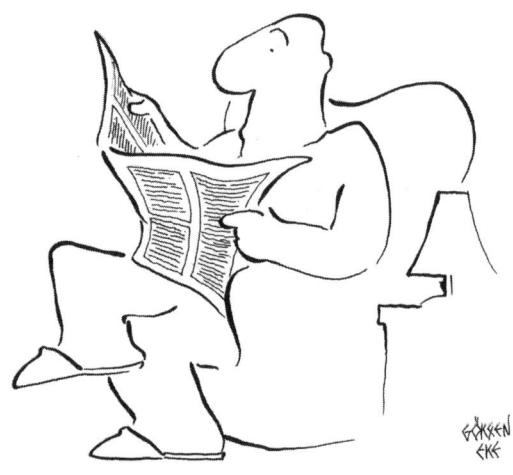

4. Wählen Sie nun einen Punkt in der oberen Ecke der Seite und einen zweiten, zum Beispiel eine Packung Taschentücher, in einiger Entfernung im Raum, und blicken Sie zwischen den Taschentüchern und der Ecke des Papiers hin und her.

5. Lassen Sie als Nächstes Ihre Augen bis zum Ende der Seite über die weißen Zwischenräume zwischen den Zeilen wandern, so als ob Sie zwischen den Zeilen lesen würden. Auf halbem Weg erscheint Ihnen möglicherweise alles klarer. Bemühen Sie sich jedoch nicht um klares Sehen, sondern machen Sie einfach weiter.

6. Wenn Sie am Ende der Seite angelangt sind, drehen Sie das Buch oder die Zeitschrift wieder in die richtige Lage und lassen Sie Ihre Augen entlang des weißen Zwischenraums unterhalb der ersten gedruckten Zeile gleiten.

7. Schließen Sie Ihre Augen und malen Sie ein imaginäres Weiß in den Zwischenraum unterhalb der ersten Zeile, hin und her.

8. Öffnen Sie Ihre Augen, lassen Sie Ihren Blick über die Zwischenräume zwischen den ersten paar Zeilen gleiten und stellen Sie sich vor, diese Zwischenräume seien so strahlend hell wie Schnee in grellem Sonnenschein. Wiederholen Sie dies einige Male, indem Sie Ihre Augen abwechselnd schließen und öffnen.

9. Lassen Sie Ihren Blick nun über die Zeilen hin und her gleiten, ohne zu lesen.

10. Blicken Sie jetzt etwas weiter weg in den Raum, dann wieder zurück auf das Papier. Das Schwarz der Schrift wird Ihnen nun tiefer schwarz und das Weiß der Zwi-

schenräume strahlender weiß erscheinen als je zuvor. Die Wörter heben sich scharf vom Hintergrund ab.

Widmen Sie täglich fünf bis zehn Minuten dieser Übung. Reduzieren Sie in den folgenden Wochen schrittweise die Schriftgröße, mit der Sie üben, bis Sie kleine Schrift mühelos lesen können.

Lesebrillen als Trainingssehhilfen

Nichts klar sehen zu können, kann einen zur Verzweiflung treiben, doch es gibt eine einfache Lösung für Menschen, deren Sehkraft sich so sehr verschlechtert hat, dass sie ohne Brille nichts mehr lesen können.

Verwenden Sie einfach preisgünstige Fertiglesebrillen aus dem Supermarkt. Mit diesen Brillen können Sie sowohl die Übung mit der größeren Schrift als auch die Leseübung mit der immer kleiner werdenden Schrift ausführen.

Sobald Sie mit der Lesebrille 4-Punkt-Schrift lesen können, kaufen Sie sich eine schwächere Brille, mit der Sie nur 11-Punkt-Schrift lesen können, und machen die Übung mit

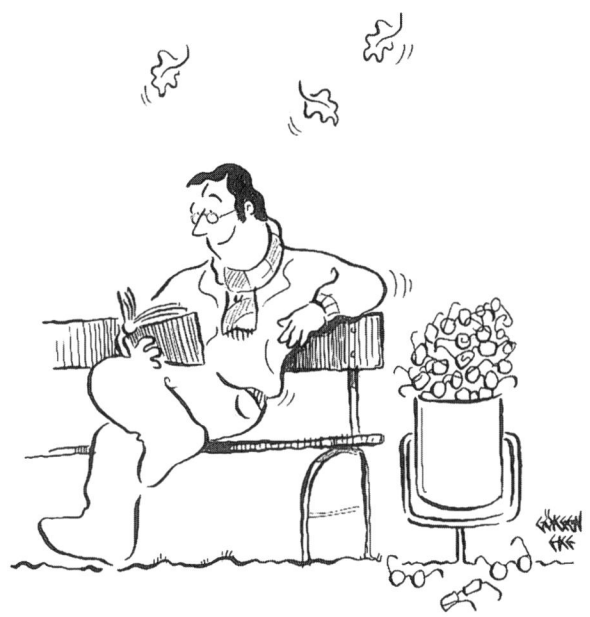

dieser Brille weiter. Arbeiten Sie mit immer schwächeren Brillen, so lange, bis Sie 11-Punkt-Schrift ohne Brille lesen können. Von da an machen Sie die Übung ohne Brille, bis Sie auch die kleinste Schrift ohne Brille lesen können.

Falls es zwischen Ihren Augen einen Unterschied gibt, dann machen Sie die Übung zuerst nur mit dem schwächeren Auge, bis Sie mit beiden Augen dieselbe Zeile lesen können.

Die Energie zum Fließen bringen

Akupressur für die Augen

Wir haben alle schon erlebt, dass wir unsere Augen und unser Gehirn beim Lesen anstrengen. Normalerweise überwinden wir dies mit Willenskraft. Doch es gibt eine einfache Akupressurübung, die ursprünglich chinesischen Schulkindern beigebracht wurde.

Diese Übung bringt die Energie in Ihren Augen und in Ihrem Kopf zum Fließen. Sollten einige Druckpunkte besonders empfindlich sein, so weist das darauf hin, dass die Energie an diesen Energiepunkten nicht frei fließt. Die Druck- und Massagebewegung bringt sie wieder in Fluss und Sie werden sich nach dieser Übung wunderbar frisch und aufnahmefähiger fühlen.

Die zehn Schritte:

1. Der erste Punkt liegt auf dem Blasenmeridian, und zwar über dem inneren Augenwinkel. Die Akupressur des Blasenpunktes BL 2 (*Zanzhu »Bambussammler«*) erleichtert Augenprobleme und klärt und stärkt die Augen. Legen Sie Ihre Daumenkuppen so nahe wie möglich an die inneren Augenwinkel und drücken Sie nach oben. Dort finden Sie eine empfindliche Stelle. Drücken Sie fest auf den Punkt und führen Sie dabei leicht kreisende Bewegungen durch. Massieren Sie sanft mit kreisen-

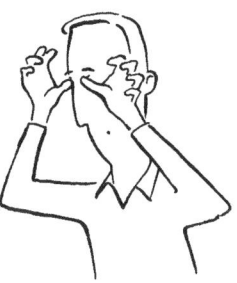

den Bewegungen drei Mal gegen den Uhrzeigersinn, um energetisch zu reinigen, und drei Mal im Uhrzeigersinn, um die Energie in Fluss zu bringen. Sie können die Punkte stattdessen auch einige Male mit den Daumenkuppen drücken und wieder loslassen.

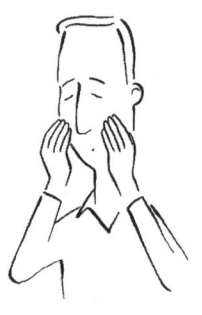

2. Der zweite Punkt, der Anfangspunkt des Blasenmeridians BL 1 (*Jingming* »*Strahlende Augen*«), wirkt ebenfalls bei allen Augenproblemen. Er befindet sich auf beiden Seiten der Nasenwurzel – dort, wo Ihre Brille auf der Nase ruht. Legen Sie Daumen und Zeigefinger einer Hand auf dieses Punktepaar, so wie Sie es unbewusst sicher schon oft getan haben, und kreisen Sie sanft drei Mal gegen den Uhrzeigersinn und drei Mal im Uhrzeigersinn. Sie können die beiden Punkte stattdessen auch mehrmals rhythmisch drücken und loslassen.

3. Der dritte Punkt, der Magenpunkt MA 3 (*Juliao* »*Großer Knochenspalt*«), hilft bei grauem Star und Schwellungen unter den Augen. Er liegt am unteren Rand des Wangenknochens, genau unterhalb der Pupille beim Geradeausblicken, auf Höhe des Nasenflügels, etwa eineinhalb Fingerbreit von diesem entfernt. Wenn Sie auf jeder Seite drei Fingerkuppen neben die Nasenflügel legen, treffen Sie den Punkt mit Sicherheit. Massieren Sie sanft mit kreisenden Bewegungen, drei Mal gegen den

Uhrzeigersinn und drei Mal im Uhrzeigersinn. Sie können die Punkte stattdessen auch mehrmals rhythmisch drücken und loslassen.

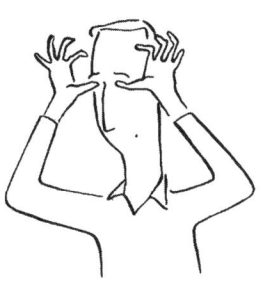

4. Nun massieren Sie mit den Daumenkuppen mehrere Akupunkturpunkte oberhalb der Augen. Beginnen Sie dort, wo wir den ersten Punkt gefunden haben, und arbeiten Sie sich in kleinen Schritten entlang des Knochens bis zum äußeren Augenwinkel vor.

5. Als Nächstes massieren Sie zwei Punkte am Knochen unterhalb der Augen, und zwar wieder den Beginn des Blasenmeridians am inneren Augenwinkel und als zweiten Punkt den Anfangspunkt des Magenmeridians MA 1 direkt unter der Augenmitte (*Chengqi* »*Tränensammler*«), der rote Augen, Nachtblindheit, übermäßigen Tränenfluss und Kurzsichtigkeit lindert. Am leichtesten gelingt dies, indem man unter jedem Auge mit vier Fingern abwechselnd Druck ausübt und wieder loslässt. Oft spürt man dabei eine wunderbar erfrischende Kühle über die Augen fließen, die zeigt, dass die Energie in Fluss kommt.

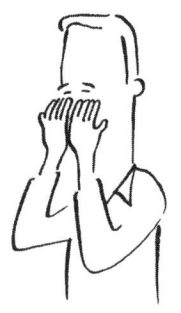

6. Widmen Sie sich nun dem Anfangspunkt des Gallenblasenmeridians GB 1 (*Tongziliao* »*Pupillenknochenspalt*«), der sich seitlich des äußeren Augenwinkels befindet. Massieren Sie sanft mit Zeige- und Mittelfinger mit kreisenden Bewegungen, drei Mal gegen den

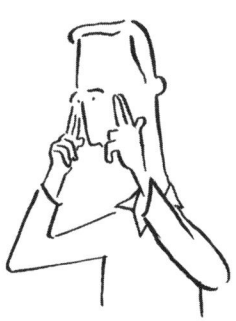

Uhrzeigersinn und danach zum Energetisieren im Uhrzeigersinn.

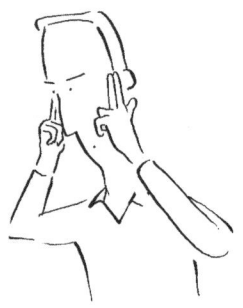

7. Gehen Sie jetzt zum Haaransatz vor dem Ansatz der Ohrmuschel über (etwa in Augenhöhe). Dort liegt in einer Vertiefung der Dreifacherwärmer 22 (*Erheliao* »*Grube der Harmonie*«). Verwenden Sie auch hier Zeige- und Mittelfinger und massieren Sie mit kreisenden Bewegungen, drei Mal gegen den Uhrzeigersinn und danach zum Energetisieren im Uhrzeigersinn.

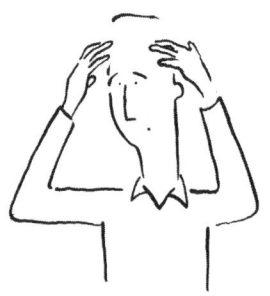

8. Nun legen Sie die Finger knapp oberhalb der Ohrmuschel auf. Spreizen Sie die Finger so, dass sie eine gedachte Linie bilden. Massieren Sie die vier Punkte unter Ihren Fingerspitzen, die auf dem Gallenblasenmeridian liegen, mit kreisenden Bewegungen, drei Mal gegen den Uhrzeigersinn und drei Mal im Uhrzeigersinn.

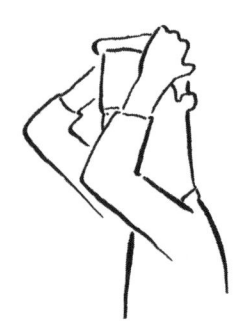

9. Die folgende Bewegung wird auch »Der Tiger klettert auf den Berg« genannt. Falls Sie lange Nägel haben, verwenden Sie Ihre Fingerspitzen, andernfalls die Fingernägel. Beginnen Sie am vorderen Haaransatz und ziehen Sie Ihre Finger, als wären sie Klauen, in einer langen gleichmäßigen Bewegung nach oben bis zum Scheitel und nach hinten bis zur Mitte des Kopfes. Üben Sie ein wenig Druck aus, um die Energie in Ihrem Kopf zum

Fließen zu bringen. Mit dieser einen Bewegung aktivieren Sie auf jeder Seite des Kopfes mehr als 15 Akupunkturpunkte.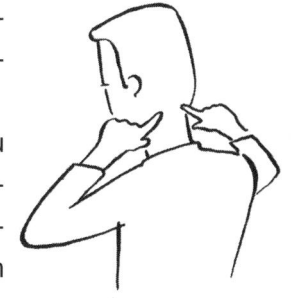

10. Den letzten Punkt finden Sie, indem Sie zu beiden Seiten der Wirbelsäule direkt unterhalb der Schädelbasis eine Vertiefung zwischen den beiden großen senkrechten Nackenmuskeln ertasten. Dort liegt Gallenblase 20 (*Fengchi »Teich des Windes«*). Massieren Sie wieder mit kreisenden Bewegungen, drei Mal gegen den Uhrzeigersinn und drei Mal im Uhrzeigersinn.

Sie können diese Übung zur Mobilisierung der Energie machen, so oft Sie wollen. Besonders hilfreich ist sie, wenn Sie das Gefühl haben, ein wenig benommen zu sein, denn sie bringt die Energie in den Augen und im Kopf zum Fließen und Sie werden sich offener und klarer fühlen. Diese einfache Übung wirkt auf viele wichtige Akupunkturpunkte und wird Ihnen bei jedem Sehproblem nützlich sein – und möglicherweise wachsen auch Ihre Haare besser.

Müde Augen entspannen

Menschen mit Presbyopie strengen ihre Augen oft sehr an. Es gibt eine ganz einfache Methode, die Spannung Ihrer Augenmuskeln zu lösen. Alles, was Sie dazu benötigen, sind zwei kleine Handtücher, wie man sie in chinesischen Restaurants vor dem Essen bekommt.

1. Tauchen Sie eines der Handtücher in heißes Wasser – so heiß Sie es vertragen. Wringen Sie es aus und legen Sie es für etwa zehn Sekunden auf Ihre geschlossenen Augenlider.
2. Nehmen Sie das andere Handtuch und tauchen Sie es in kaltes Wasser. Es muss nicht gerade Wasser mit Eiswürfeln sein, nur kaltes Leitungswasser. Legen Sie das kalte Handtuch für einige Sekunden auf Ihre geschlossenen Augenlider.
3. Wiederholen Sie das drei Mal. Die Wärme dringt in Ihre Augenmuskeln ein und lockert sie. Die Kälte regt die Blutzirkulation an und hilft so, Ablagerungen aus den Muskeln abzutransportieren.

Die Heiß-kalt-Behandlung fühlt sich gut an und erfrischt Ihre Augen. Wenn Sie das einige Tage lang einmal pro Tag machen, werden sich Ihre Augen besser fühlen.

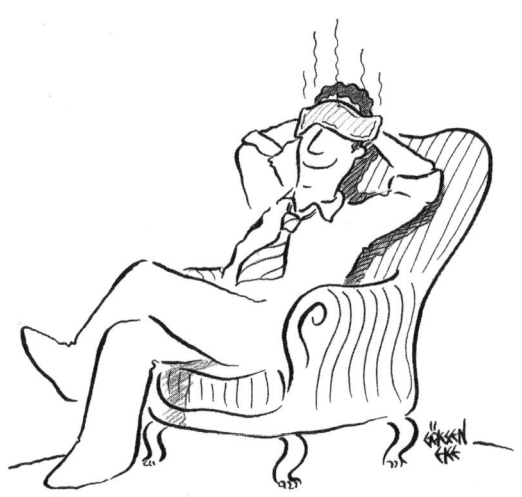

Augenkoordination und Lesen

Die Fähigkeit, unsere beiden Augen zu koordinieren, das heißt Vergenz (Stellung der Augenachsen zueinander) und Triangulation (räumliches Sehen), entwickelt sich in den ersten Lebensmonaten. Die Vergenz bleibt für gewöhnlich unbeeinträchtigt, wenn der Nahpunkt weiter wegrückt, doch es kommt auch vor, dass die Augen allmählich nicht mehr richtig konvergieren. Dieser Vorgang vollzieht sich so langsam, dass man ihn meist gar nicht bemerkt. Befindet sich der Konvergenzpunkt aber vor oder hinter dem betrachteten Objekt, werden die Augen sehr beansprucht. Möglicherweise tritt leichtes Doppeltsehen auf, was als Verschwommensehen interpretiert und mit Kurzsichtigkeit verwechselt werden kann. Im Extremfall schaltet das Gehirn eines der Augen ab.

Das Zusammenspiel der Augen funktioniert dann am besten, wenn beide Augen dieselbe Sehstärke haben. Wenn auch nur der geringste Unterschied in der Sehstärke besteht, bedeutet das eine Belastung für das visuelle System.

Manche Augenchirurgen stellen bei Alterssichtigkeit mittels Laseroperation ein Auge auf den Nahbereich ein und das andere auf die Ferne (sogenannter Goethe-Blick). Dies ist als *Monovision* bekannt. Monovision wird von vielen Menschen nicht vertragen, denn ein Auge zum Lesen zu benützen und das andere zum Autofahren ist kein natürlicher Zustand. Sie könnten durch diesen Kompromiss auch Ihre Fähigkeit einbüßen, Entfernungen richtig einzuschätzen.

Das Zusammenspiel der Augen überprüfen

Die Fusion (Verschmelzung der Bildeindrücke beider Augen) kann man sehr leicht überprüfen und auch korrigieren. Nehmen Sie eine Schnur von etwa 1,25 Metern Länge und befestigen Sie ein Ende an einer Stuhllehne oder an einem Türgriff. Sie benötigen außerdem eine Büroklammer oder eine Perle, die Sie auf der Schnur hin- und herbewegen können.

1. Spannen Sie die Schnur und halten Sie das freie Ende an Ihre Nasenspitze.
2. Platzieren Sie die Perle (oder die Büroklammer) in der Mitte der Schnur.

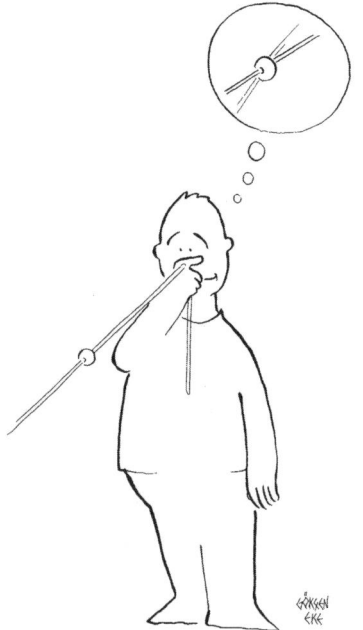

3. Wenn Sie auf die Perle blicken, sollten Sie zwei Phantomlinien sehen, die sich genau in der Perle kreuzen.

Wenn Sie die Kreuzung vor der Perle sehen, konvergieren Ihre Augen zu stark. Wenn Sie die Kreuzung hinter der Perle sehen, ist die Konvergenz zu gering und der Konvergenznahpunkt ist in die Ferne versetzt. Und falls Sie nur eine Schnur sehen, unterdrückt das Gehirn das Bild eines Auges und Sie benützen nur ein Auge. Jeder Ausrichtungsfehler trägt zu Sehproblemen bei und macht Bilder unscharf.

Wenn man etwas aus der Nähe anschaut, bewegen sich die Augen nach innen Richtung Nase. In manchen Fällen sind die äußeren Augenmuskeln zu sehr angespannt und erlauben den Augen nicht, sich nach innen zu bewegen. In diesem Fall üben Sie, indem Sie einen Finger fixieren, während Sie ihn langsam von Armeslänge bis zu Ihrer Nasenspitze bewegen.

Ausrichtung der Blicklinien

Den Fusionspunkt zu korrigieren ist leicht. Bewegen Sie einfach die Perle (oder die Büroklammer) so lange vor oder zurück, bis der Kreuzungspunkt des »X« genau durch sie hindurchgeht. Manche sehen ein »V«, andere mehr ein »A« und wieder andere eher ein »Y«. All diese Bilder sind in Ordnung, solange die Linien einander direkt in der Perle kreuzen.

Wenn die Perle sich also in Ihrem Konvergenzpunkt befindet, bewegen Sie sie langsam vorwärts und rückwärts und halten Sie dabei den Kreuzungspunkt der Linien immer in der Perle. Wenn Sie die Perle sehr langsam bewegen, wird Ihr Gehirn Ihre Augen so ausrichten, dass sie genau auf das blicken, was Sie sehen wollen. Das ist eine Neujustierung und Ihr Gehirn wird beginnen, die Bilder automatisch perfekt zu verschmelzen. Alles, was Ihr Gehirn dazu braucht, ist etwas, worauf es sich beziehen kann, und es wird die Anpassung automatisch vornehmen.

Führen Sie diese Übung nicht länger als ein paar Minuten aus, aber tun Sie dies mehrmals am Tag, etwa zehn Mal, bis Sie den Mittelpunkt des X leicht überall auf der Schnur platzieren können. Blicken Sie weg und wieder zurück, und wenn

Sie jederzeit die Kreuzung in der Perle finden, dann ist die Übung abgeschlossen und Sie haben perfekte Konvergenz. Meiner Erfahrung nach, die mit Studienergebnissen übereinstimmt, geschieht diese Anpassung relativ schnell und ist sehr effizient. Forschungen ergaben eine Erfolgsquote von über 85 Prozent.

Konvergenz und Lesen

Ich begegne oft Leuten mit Presbyopie, bei denen Konvergenz ein großes Problem darstellt. Aus irgendeinem Grund ist es für sie schwierig geworden, die Augen nach innen zu drehen. Die äußeren Augenmuskeln sind zu sehr angespannt. Vielleicht haben ihre Mütter ihnen gesagt, sie dürften ihre Augen nicht »verdrehen«, als sie noch Kinder waren. Um gut lesen zu können, müssen sich die Augen jedoch ein paar Grad nach innen drehen (konvergieren). Wenn dies nicht möglich ist, driftet der Nahpunkt des Scharfsehens immer weiter hinaus und man entwickelt Presbyopie.

Die Konvergenzeinstellung kann optisch mit Prismen korrigiert werden, wobei das Licht zur Basis des Prismas abgelenkt und so die Divergenz korrigiert wird. Prismengläser können jedoch sehr schwer sein und es gibt natürlich auch Grenzen der Kompensation. Prismen werden hauptsächlich zur Korrektur des Schielens eingesetzt. Das zugrunde liegende Konvergenzproblem wird durch ein Prisma jedoch nicht gelöst.

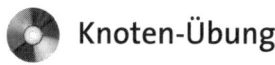 ## Knoten-Übung

Mit dieser Übung können Sie perfekte Konvergenz entwickeln.

Nehmen Sie eine Schnur von zwei Metern Länge und machen Sie alle zehn Zentimeter einen Knoten. Um die Knoten besser sichtbar zu machen, können Sie diese farbig markieren. Sie können aber auch farbige Perlen oder farbige Heftklammern anbringen.

Befestigen Sie ein Ende der Schnur an einem Türgriff oder einer Stuhllehne. Halten Sie das andere Ende der Schnur an Ihre Nasenspitze, sodass die Schnur gespannt ist, und blicken Sie an der Schnur entlang. Sie werden an jedem Knoten, auf den Sie blicken, den Kreuzungspunkt eines X sehen.

Richten Sie Ihre Aufmerksamkeit von einem Knoten zum nächsten und beobachten Sie, wie das X springt. Variieren Sie die Übung, indem Sie nur auf jeden zweiten Knoten blicken, dann auf jeden dritten, und so weiter. Blicken Sie immer wieder in den Raum und finden Sie dann das X sofort wieder auf der Schnur.

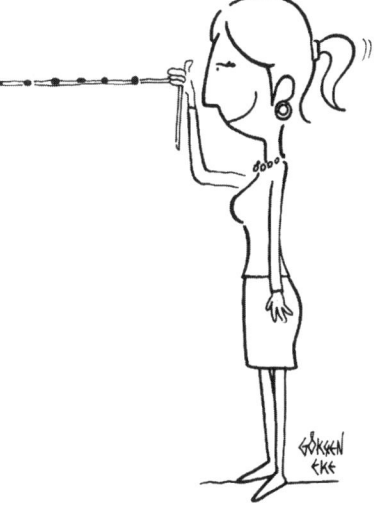

Machen Sie diese Übung etwa fünf Mal pro Tag, bis sie Ihnen ohne jede Anstrengung gelingt. Dann haben Sie perfekte Konvergenz.

Kreis-Übung

Während des Lesens müssen die Augen sowohl auf der Oberfläche des Papiers konvergieren als auch über die Zeilen gleiten. Diese Übung bringt jenen Muskeln, die Ihre Augen nach innen bewegen, bei, die Augen so auszurichten, dass sich die Sehlinien beider Augen genau auf der Oberfläche des Papiers treffen.

Wenn die Muskeln, die für das Konvergieren der Augen verantwortlich sind, zu schlaff sind, fokussiert man zu weit und der Nahpunkt liegt jenseits des Textes, den man liest. Dieser Zustand kann zu Astigmatismus und Presbyopie führen.

Halten Sie die Kreisabbildung sehr nahe vor Ihre Augen. Die rechten und die linken Kreise fließen aufeinander zu und bilden in der Mitte ein dreidimensionales Bild, in dem der innere Kreis über dem äußeren schwebt wie bei einer zweischichtigen Torte. Das Wort BESSER erscheint oberhalb des Wortes SEHEN.

Falls Sie das ›R‹ und das ›L‹ noch sehen, bedeutet das, dass Ihre Augen nicht vollständig fusionieren. Bei perfekter

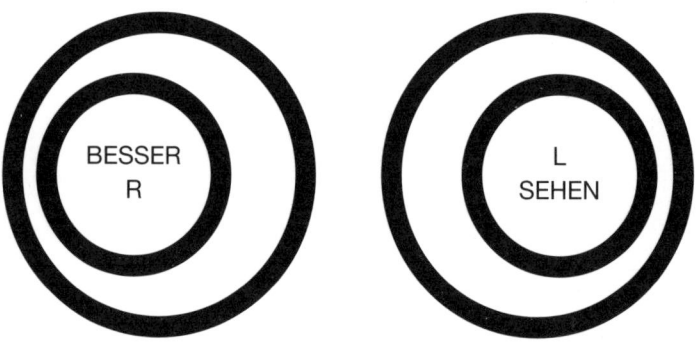

Fusion sehen Sie die Worte BESSER und SEHEN in zwei Zeilen direkt übereinander, aber kein ›L‹ und ›R‹. Halten Sie dieses Bild fest, während Sie das Buch langsam bis auf Armeslänge von sich weg bewegen. Sie sollten die Fusion und das absolut scharfe Bild über alle Entfernungen von etwa 15 Zentimetern bis auf Armeslänge aufrechterhalten können. Als Nächstes blicken Sie weg und wieder zurück. Das fusionierte Bild sollte augenblicklich wieder da sein.

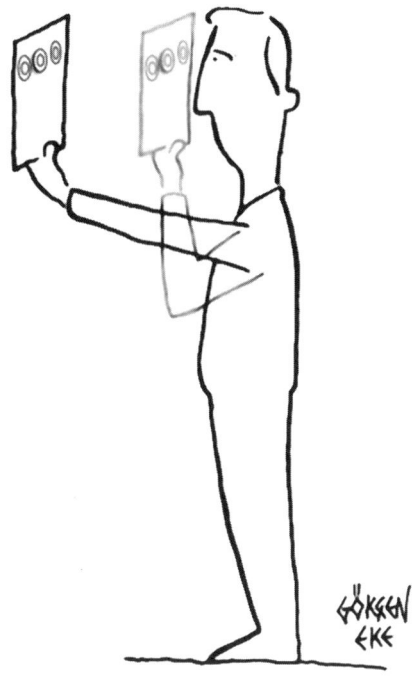

Machen Sie diese Übung mehrmals einige Minuten lang, bis Sie das gewünschte Bild erhalten. Wenn Ihre Augen zu schmerzen beginnen, unterbrechen Sie die Übung. Es geht um Flexibilität, gehen Sie also behutsam mit Ihren Augen um. Das sollten Sie sehen:

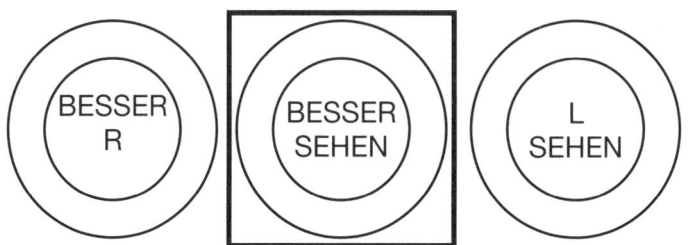

Konvergenz und Sehschärfe kombinieren

Ray Gottlieb, Dr. phil. und Doctor of Optometry, ein Pionier des Sehtrainings, verband in den 1970er-Jahren Konvergenzübungen mit Sehschärfetests und half so unzähligen Menschen, ihre Lesefähigkeit zu erhalten. Das ist ein weiterer Beweis dafür, dass Presbyopie nicht unvermeidlich ist.

Der Zweck der folgenden Übung besteht darin, herauszufinden, ob Sie ein Konvergenzproblem haben, und Ihre Augen so zu trainieren, dass sie auf natürliche Weise und ohne jede Anstrengung zusammenarbeiten.

Ein junger Mann entdeckte in einem meiner Workshops in München den Grund, weshalb er seit seiner Kindheit nicht länger als eine halbe Stunde lesen konnte, bevor es zu anstrengend wurde. Durch diese Übung fand er heraus, dass seine Konvergenz nur in Armeslänge Entfernung funktionierte. Er hatte also in all diesen Jahren seine Augen extrem angestrengt, wenn er versuchte, in normaler Leseentfernung zu lesen. Was für ein Gefühl, wenn Sie nach 24 Jahren zum ersten Mal eine Geschichte lesen und genießen können!

Es gibt zwei Möglichkeiten, diese Übung auszuführen. Versuchen Sie Version 1 zuerst.

Version 1:
1. Halten Sie die Sehtafel (S. 77) auf Armeslänge entfernt.
2. Halten Sie einen Finger in halber Entfernung zwischen sich und das Buch und blicken Sie auf die Fingerspitze,

Sehen ist die
Koordination
von Geist und
Auge
8

Es ist mehr
mental als
physisch. Die
Augen sehen,
aber das Gehirn
muss das
Gesehene
interpretieren
und auswerten.
7

Das mentale
Sehen hat fünf
Grundaspekte:
Neugier, Kontrast,
Vergleich,
Erinnerung und
Wertung.
6

Neugier bedeutet
intelligente visuelle
Suche, das heißt, man
schaut sich um, als ob
man alles vollkommen
klar sehen könnte.
5

Das Anschauen von
Objekten und Farben ist
die beste Methode,
Neugier wachzurufen.
4

Als Kontrast werden die
Abstufungen zwischen Vordergrund
und Hintergrund bezeichnet.
3

Der Druck dieser Tafel erscheint
beispielsweise schwärzer, wenn Sie einen
Moment die Augen schließen und sich ein leeres
weißes Blatt Papier vorstellen, bevor Sie die
Augen wieder öffnen.

Sehen ist die
Koordination
von Geist und
Auge
8

Es ist mehr
mental als
physisch. Die
Augen sehen,
aber das Gehirn
muss das
Gesehene
interpretieren
und auswerten.
7

Das mentale
Sehen hat fünf
Grundaspekte:
Neugier, Kontrast,
Vergleich,
Erinnerung und
Wertung.
6

Neugier bedeutet
intelligente visuelle
Suche, das heißt, man
schaut sich um, als ob
man alles vollkommen
klar sehen könnte.
5

Das Anschauen von
Objekten und Farben ist
die beste Methode,
Neugier wachzurufen.
4

Als Kontrast werden die
Abstufungen zwischen Vordergrund
und Hintergrund bezeichnet.
3

Der Druck dieser Tafel erscheint
beispielsweise schwärzer, wenn Sie einen
Moment die Augen schließen und sich ein leeres
weißes Blatt Papier vorstellen, bevor Sie die
Augen wieder öffnen.

Sehen ist die
Koordination
von Geist und
Aug
8

Es ist mehr
mental als
physisch. Die
Augen sehen,
aber das Gehirn
muss das
Gesehene
interpretieren
und auswerten.
7

Das mentale
Sehen hat fünf
Grundaspekte:
Neugier, Kontrast,
Vergleich,
Erinnerung und
Wertung.
6

Neugier bedeutet
intelligente visuelle
Suche, das heißt, man
schaut sich um, als ob
man alles vollkommen
klar sehen könnte.
5

Das Anschauen von
Objekten und Farben ist
die beste Methode,
Neugier wachzurufen.
4

Als Kontrast werden die
Abstufungen zwischen Vordergrund
und Hintergrund bezeichnet.
3

Der Druck dieser Tafel erscheint
beispielsweise schwärzer, wenn Sie einen
Moment die Augen schließen und sich ein leeres
weißes Blatt Papier vorstellen, bevor Sie die
Augen wieder öffnen.

Sehen ist die
Koordination
von Geist und
Aug
8

Es ist mehr
mental als
physisch. Die
Augen sehen,
aber das Gehirn
muss das
Gesehene
interpretieren
und auswerten.
7

Das mentale
Sehen hat fünf
Grundaspekte:
Neugier, Kontrast,
Vergleich,
Erinnerung und
Wertung.
6

Neugier bedeutet
intelligente visuelle
Suche, das heißt, man
schaut sich um, als ob
man alles vollkommen
klar sehen könnte.
5

Das Anschauen von
Objekten und Farben ist
die beste Methode,
Neugier wachzurufen.
4

Als Kontrast werden die
Abstufungen zwischen Vordergrund
und Hintergrund bezeichnet.
3

Der Druck dieser Tafel erscheint
beispielsweise schwärzer, wenn Sie einen
Moment die Augen schließen und sich ein leeres
weißes Blatt Papier vorstellen, bevor Sie die
Augen wieder öffnen.

die auf die Mitte zwischen dem zweiten und dem dritten Punkt, deuten sollte.

3. Im Hintergrund sollten Sie eine Spalte Text sehen, die hinter den beiden mittleren Spalten auftaucht. Das Bild erscheint dreidimensional.

4. Entspannen Sie sich, atmen Sie tief ein und lesen Sie den Text. Sie werden feststellen, dass er klarer wird, während

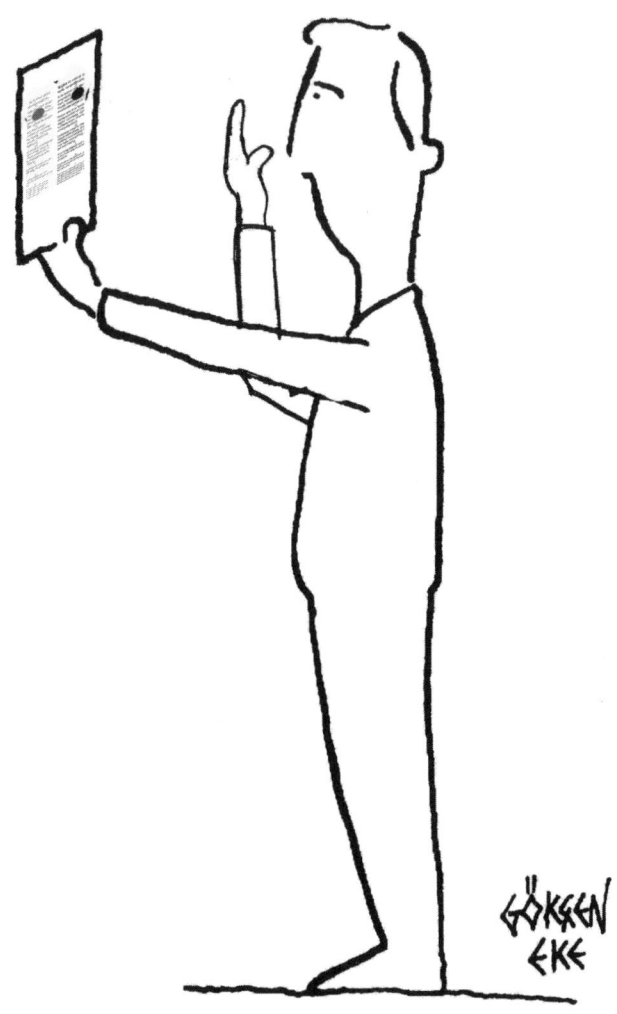

Ihr Gehirn die Augen einrichtet. Diese Übung kann sehr anstrengend sein! Sie sollten sie daher nur kurz ausführen, bis Ihr Sehsystem gekräftigt ist. Betrachten Sie das Ganze mehr als Spiel denn als Übung.

5. Wenn Sie auf Armeslänge ein klares Bild erhalten, ziehen Sie langsam den Finger weg und bewegen Sie das Buch ganz langsam vor und zurück, bis Sie es aus so geringer Entfernung wie möglich lesen können. Stellen Sie fest, welche Schriftgröße Sie jetzt lesen können.

Version 2:
1. Die zweite Version fällt manchen Menschen leichter. Der Zweck der beiden Übungen ist derselbe. Sie trainieren Ihre Fähigkeit, Ihre Augen zur selben Zeit zu fokussieren und zu konvergieren.
2. Halten Sie die Sehtafel (S. 80) sehr nahe vor Ihre Augen und blicken Sie zwischen die zwei Punkte.
3. Entspannen Sie sich und Sie werden eine dritte Spalte sehen, die auf Sie zuschwebt.
4. Bewegen Sie das Buch langsam vor und zurück, bis Sie Armeslänge erreichen. Wenn Sie die 3-D-Spalte verlieren, gehen Sie an den Punkt zurück, an dem sie noch vorhanden war, und bewegen Sie das Buch wieder langsam vor und zurück. Arbeiten Sie sich langsam auf Armeslänge vor.
5. Lesen Sie so weit wie möglich hinunter. Stellen Sie fest, welche Schriftgröße Sie lesen können.

Für Version 2 gilt dasselbe wie für Version 1: Da die Übung ziemlich anstrengend sein kann, sollten Sie sie langsam und jeweils nur für kurze Zeit ausführen, bis Sie genügend Konvergenzkraft aufgebaut haben.

Sehen ist die Koordi-
nation von Geist und
Auge.

Es ist m⬤al als
physisch⬤gen
sehen, aber das Gehirn
muss das Gesehene
interpretieren und
auswerten.

10

Das mentale Sehen hat
fünf Grundaspekte:
Neugier, Kontrast,
Vergleich, Erinnerung und
Wertung.

9

Neugier bedeutet intelligente
visuelle Suche, das heißt,
man schaut sich um, als ob
man alles vollkommen klar
sehen könnte.

8

Das Anschauen von Objekten und
Farben ist die beste Methode,
Neugier wachzurufen.

7

Als Kontrast werden die Abstufungen
zwischen Vordergrund und Hintergrund
bezeichnet.

6

Der Druck auf dieser Tafel erscheint
beispielsweise schwärzer, wenn Sie einen
Moment die Augen schließen und sich ein leeres
weißes Blatt Papier vorstellen, bevor Sie die
Augen wieder öffnen.

5

Vergleich ist die Auswertung von Ähnlichkeit und
Unterschied. Ein großes „H" und ein großes „N" haben
beide zwei parallele Seiten aber das H hat einen
horizontalen Balken, während das N eine diagonale Linie
hat.

4

Das Gedächtnis ist die Gesamtsumme unserer erlernten und
gesammelten Erfahrungswerte.

3

Menschen, deren Sehvermögen sich am Nahpunkt verschlechtert, sollten sich einen sehr klein
gedruckten Text besorgen und ihn mehrmals am Tag lesen. Zuerst bei gutem Tageslicht und dann
bei verschiedenen künstlichen Lichtquellen.

Bringen Sie den Text immer näher an Ihre Augen heran, bis Sie ihn aus einer Entfernung von circa
fünfzehn Zentimetern oder weniger lesen können. Auf diese Weise werden Sie nicht nur auf eine
Lesebrille verzichten können, sondern auch all die Augenprobleme umgehen, die heutzutage so
häufig auftreten. Natürliches, klares Sehen ist das, was die Natur für Ihre Augen vorgesehen hat.

Sehen ist die Koordi-
nation von Geist und
Auge.

Es ist m⬤al als
physisch⬤gen
sehen, aber das Gehirn
muss das Gesehene
interpretieren und
auswerten.

10

Das mentale Sehen hat
fünf Grundaspekte:
Neugier, Kontrast,
Vergleich, Erinnerung und
Wertung.

9

Neugier bedeutet intelligente
visuelle Suche, das heißt,
man schaut sich um, als ob
man alles vollkommen klar
sehen könnte.

8

Das Anschauen von Objekten und
Farben ist die beste Methode,
Neugier wachzurufen.

7

Als Kontrast werden die Abstufungen
zwischen Vordergrund und Hintergrund
bezeichnet.

6

Der Druck auf dieser Tafel erscheint
beispielsweise schwärzer, wenn Sie einen
Moment die Augen schließen und sich ein leeres
weißes Blatt Papier vorstellen, bevor Sie die
Augen wieder öffnen.

5

Vergleich ist die Auswertung von Ähnlichkeit und
Unterschied. Ein großes „H" und ein großes „N" haben
beide zwei parallele Seiten aber das H hat einen
horizontalen Balken, während das N eine diagonale Linie
hat.

4

Das Gedächtnis ist die Gesamtsumme unserer erlernten und
gesammelten Erfahrungswerte.

Menschen, deren Sehvermögen sich am Nahpunkt verschlechtert, sollten sich einen sehr klein
gedruckten Text besorgen und ihn mehrmals am Tag lesen. Zuerst bei gutem Tageslicht und dann
bei verschiedenen künstlichen Lichtquellen.

Bringen Sie den Text immer näher an Ihre Augen heran, bis Sie ihn aus einer Entfernung von circa
fünfzehn Zentimetern oder weniger lesen können. Auf diese Weise werden Sie nicht nur auf eine
Lesebrille verzichten können, sondern auch all die Augenprobleme umgehen, die heutzutage so
häufig auftreten. Natürliches, klares Sehen ist das, was die Natur für Ihre Augen vorgesehen hat.

Trockene Augen

Trockene Augen werden mit langen Stunden der Arbeit bei trockener Luft, sei es durch Zentralheizung oder durch Klimaanlagen, in Zusammenhang gebracht. Trockene Augen hängen jedoch mit einer Reihe von Symptomen zusammen, die von einem Ungleichgewicht in der Qualität und Menge der Tränen herrühren. Die Feuchtigkeit der Augen wird durch ein Gleichgewicht zwischen Tränenproduktion und Tränenverlust (durch Verdampfung und Abfluss) reguliert.

Tränen werden auf zwei verschiedene Arten produziert: Tränen, die langsam und stetig erzeugt werden, sind für die normale Benetzung der Augen verantwortlich, und große Mengen an Tränen fließen als Reaktion auf Irritationen oder Gefühle.

Symptome trockener Augen

Bei trockenen Augen fühlen sich die Augen nicht nur trocken, sondern auch sandig an. Oft tritt auch ein Fremdkörpergefühl auf.

Der Aufbau des Tränenfilms

Bei jedem Lidschlag baden und schmieren Tränen die Augen. Tränen werden von Tränendrüsen, die oberhalb der äußeren Augenwinkel liegen, aber auch von kleineren Drüsen der Bindehaut und der Lidränder produziert. Jeder Lidschlag verteilt einen feinen schützenden Film schonend auf der Horn- und

Bindehaut und hält dadurch die Oberfläche des Auges glatt und geschmeidig.

Im hauchdünnen Tränenfilm besteht ein empfindliches Gleichgewicht aus drei Schichten:

- Fettschicht
- wässrige Schicht
- Schleimschicht

Die *Fettschicht* (Lipidschicht) wird von den Meibom-Drüsen produziert und bildet die äußerste Schicht. Ihre Hauptaufgabe liegt darin, die Oberfläche des Tränenfilms zu glätten und die Verdunstung der Tränenflüssigkeit zu reduzieren – ähnlich einer Farbe, die ein langsam trocknendes Lösungsmittel enthält, sodass die Farbe von unten nach oben trocknet und keine Blasen wirft.

Die *wässrige Mittelschicht* besteht zu 98 Prozent aus Wasser und wird von den Tränendrüsen produziert. Sie spült die Hornhaut und wäscht Fremdkörper aus, die ins Auge gelangen – zum Beispiel Staub –, und versorgt die Hornhaut mit Sauerstoff und Nährstoffen.

Die innere *Schleimschicht* wird von der Bindehaut produziert. Der Schleim verteilt die wässrige Schicht gleichmäßig auf der Augenoberfläche und hilft dem Auge, feucht zu bleiben. Ohne den Schleim würde der Flüssigkeitsfilm nicht auf der Hornhaut und auf der Bindehaut haften.

Ursachen für trockene Augen

Sehr oft sind trockene Augen auf lange Computerarbeit zurückzuführen, denn während der Bildschirmarbeit vergisst man leicht, oft genug zu blinzeln, und der Lidschlag wird seltener. Klimaanlagen und überheizte Räume können das Problem noch verstärken. Aber auch Kontaktlinsen und Laserbehandlungen können ein Grund für trockene Augen sein. Mit zunehmendem Alter lässt die Bildung der Tränenflüssigkeit mehr und mehr nach. Frauen sind häufiger von trockenen Augen betroffen, vor allem nach der Menopause.

Viele Arzneimittel können trockene Augen verursachen, indem sie die Produktion der Tränenflüssigkeit herabsetzen. Dies trifft im Besonderen auf folgende Medikamente zu: Diuretika, die häufig zur Senkung eines Bluthochdrucks eingesetzt werden, Antihistaminika und abschwellende Mittel, die Antibabypille, Aknemittel vom Typ Isotretinoin, Betablocker, Schlaftabletten, trizyklische Antidepressiva, Opiatbasierte Schmerzmittel wie Morphin.

Menschen, die unter trockenen Augen leiden, sind oft anfälliger für Nebenwirkungen von Augenmedikamenten, einschließlich Tränenersatzmittel. Wenn Konservierungsmittel die Augen irritieren, müssen Tropfen verwendet werden, die frei von Konservierungsstoffen sind.

Überprüfung auf trockene Augen

Es gibt verschiedene Tests, um trockene Augen zu diagnostizieren. Beim Schirmer-Test wird ein Filterpapierstreifen in die unteren Augenlider eingehängt, um die Tränenmenge zu messen. Die Färbung der Augenoberfläche mit Fluoreszein oder Bengalrosa ist eine Methode, mit deren Hilfe geschädigte Bereiche sichtbar gemacht werden können.

Behandlung trockener Augen

Herkömmlicherweise verwendet man sogenannte »künstliche Tränen«, die man rezeptfrei erhält. Falls Sie Augentropfen öfter als alle zwei Stunden benötigen, sollten Sie Tropfen ohne Konservierungsstoffe verwenden.

Eine natürliche Alternative

Doch es gibt auch eine natürliche Alternative. Wenn wir älter werden, etwa ab vierzig, nimmt unser Körper Fette aus der Nahrung nicht mehr so gut auf – mit 65 Jahren sind es durchschnittlich um 65 Prozent weniger als mit 18 Jahren. Essenzielle Fettsäuren (EFA) sind mehrfach ungesättigte Fettsäuren, die nicht vom Körper produziert werden, sondern mit der Nahrung zugeführt werden müssen. Zwei Hauptkategorien der essenziellen Fettsäuren sind Omega-3- und Omega-6-Fettsäuren. Man hat festgestellt, dass die ideale Ernährung Omega-6- und Omega-3-Fettsäuren im Verhältnis 4:1 enthalten sollte.

Omega-6-Fettsäuren finden sich in Nüssen (Mandeln, Walnüsse und ihre Öle), Samen (Sesam, Sonnenblumenkerne und ihre Öle), Borretschöl, Traubenkernöl, Nachtkerzenöl, Sojaöl, Hülsenfrüchten und Vollkorn.

Omega-3-Fettsäuren sind vor allem in Kaltwasserfischen enthalten, aber auch in Walnüssen, Leinsamen und Rapsöl. Fettreiche Fische wie Lachs, Makrele, Hering und Sardine sind besonders reich an Omega-3-Fettsäuren.

Vitamin A ist für die Augen unentbehrlich. Anzeichen von Vitamin-A-Mangel sind Nachtblindheit und Trockenheit der Bindehaut, des weißen Teils des Auges.

Aus gelb-orangen und grünen pflanzlichen Nahrungsmitteln – unter anderem Karotten, Brokkoli, Grünkohl, Süßkartoffeln, Aprikosen – nehmen wir Provitamin A (eine Vorstufe des Vitamin A) auf, zum Beispiel Beta-Karotin, das im Körper je nach Bedarf zu Vitamin A umgewandelt werden kann. Vitamin A ist in Leber, Eigelb und Vollmilchprodukten enthalten.

Vitamin A kann nur gemeinsam mit Fett vom Körper verwertet werden.

Empfehlung für die Nährstoffzufuhr zur Verbesserung trockener Augen:

Nehmen Sie täglich 10.000 IE Vitamin A zu sich, um sicherzustellen, dass Ihre Bindehaut immer feucht gehalten wird.

Um die benötigte Menge an Omega-Fettsäuren zuzuführen, nehmen Sie am besten vier Esslöffel Walnussöl oder Leinöl, da diese Öle die beiden Omega-Öle im richtigen Verhältnis enthalten, und zusätzlich drei Kapseln Nachtkerzenöl

(500 mg) zwei oder drei Mal pro Tag. Nehmen Sie die Öle kalt zu sich, da sie beim Erhitzen schädliche freie Radikale produzieren. Walnussöl schmeckt hervorragend auf Salaten. Wenn Sie Ihrem Körper genügend Öle zuführen, bessern sich nicht nur trockene Augen, sondern auch Ihre Haut wird geschmeidiger und weicher.

Glossar

20/20-Sehstärke	20/20 gilt als normale Sehkraft und bezeichnet die Fähigkeit, 8,7 Millimeter hohe Buchstaben auf einer *Sehtafel* aus einer Entfernung von 6 Metern (20 Fuß) einwandfrei zu erkennen. Im metrischen System entspricht das 6/6. Die erste Zahl gibt die Prüfentfernung an, die zweite jene Entfernung, aus der jemand mit normaler Sehfähigkeit die betreffende Buchstabenreihe erkennen könnte. Die Angabe der Sehschärfe erfolgt häufig als Dezimalzahl. Bei 20/20 ergibt die Division der beiden Zahlen einen Visus von 1.
Achse	*Astigmatismus* wird mit *Zylindergläsern* korrigiert. Der Achsenwert gibt die Lage der Zylinderachse im Brillenglas in Winkelgraden an.
Addition (Add)	Der Nahzusatz bei Mehrstärken- und Gleitsichtbrillen wird als Addition bezeichnet. Die Addition gibt an, um wie viel *Dioptrien* die Nahwirkung stärker sein muss als die Fernwirkung (Fernbrillenstärke + Addition = Nahbrillenstärke).

Akkommodation/ Fokussieren	Einstellung des Auges auf die jeweilige Sehentfernung (siehe auch *Ziliarmuskel*); beruht auf der Fähigkeit der *Augenlinse*, ihre Form zu verändern. Wenn das Akkommodationsvermögen gut funktioniert, kann das Auge schnell und ohne Anstrengung auf wechselnde Entfernungen scharf stellen, ähnlich einer automatischen Scharfstellfunktion einer Kamera.
Akkommodationsbreite	Maximales Akkommodationsvermögen. Entspricht bei Kindern normalerweise einem *Nahpunkt*-Abstand von 5 bis 10 Zentimetern, bei jungen Erwachsenen 10 bis 12 Zentimetern. Bei 45-Jährigen erwartet man etwa 50 Zentimeter und bei 80-Jährigen etwa 150. Mit *Sehtraining* kann man den Nahpunkt des Scharfsehens jedoch aufrechterhalten oder wiedergewinnen. Als Akkommodationsbreite bezeichnet man auch die Dioptriendifferenz zwischen *Nahpunkt* und *Fernpunkt*.
Akkommodationsruhelage	Bei Fehlen eines Sehreizes, zum Beispiel bei Dunkelheit, nehmen die Augen eine natürliche Ruhelage ohne Muskelanspannung ein. Der optimale **Ruhepunkt der Akkommodation** liegt normalerweise etwa zwischen 50 und

80 Zentimetern. Bei *Weitsichtigen* liegt er weiter entfernt, etwa zwischen 150 und 180 Zentimetern.

Arbeitsabstand zum Bildschirm

Ihr Bildschirm steht üblicherweise 60 Zentimeter entfernt. Das bedeutet, dass die optimale Sehentfernung mit einer Lesebrille, die auf eine Entfernung von 40 Zentimetern eingestellt ist, um 20 Zentimeter zu kurz ist. Wenn Sie längere Zeit unter solchen Bedingungen arbeiten, wird Ihr Sehvermögen höchstwahrscheinlich leiden.

Astigmatismus (Stabsichtigkeit)

Hornhautverkrümmung. Normalerweise bildet die *Hornhaut* (Cornea), der klare Teil des Auges, eine perfekte Kuppel. Wenn ein oder mehrere Muskeln stärker gespannt sind als andere, wird die Hornhaut unregelmäßig gewölbt, und es entsteht Astigmatismus. Lichtstrahlen, die auf das Auge fallen, treffen sich nicht in einem Punkt (vergleichbar einer ausgefransten Schnur). Dies führt zu verschwommenen oder verzerrten Bildern. Die Brillenkorrektur erfolgt durch *Zylindergläser*.

Augapfel

Der Augapfel des Erwachsenen hat einen Durchmesser von etwa 24 Millimetern. Die Wand des Augapfels besteht im Wesentlichen aus drei Schichten: äußere Augenhaut (Lederhaut und *Hornhaut*), mittlere Augenhaut (Aderhaut und *Iris*) und innere Augenhaut (*Netzhaut*). Der Innenraum des Augapfels enthält den Glaskörper und die *Linse*.

Bei *Weitsichtigkeit* ist der Augapfel zu kurz, bei *Kurzsichtigkeit* zu lang.

Augenlinse
Die Augenlinse liegt hinter der *Iris*. Sie wird durch die Muskulatur mehr oder weniger gekrümmt und besitzt dadurch die Fähigkeit, Objekte in unterschiedlichen Entfernungen zu *fokussieren* (*Akkommodation*). Beim Fokussieren auf die Nähe wird die Linse kugelförmiger, beim Scharfstellen auf entfernte Objekte wird sie flacher.

Autorefraktor
Messgerät, das die Lichtbrechung im Auge misst, um Brechkraftfehler zu bestimmen, meist in Verbindung mit einem Keratometer zur Messung von *Astigmatismus*. Ein Autorefraktor misst jedoch nicht genau genug, um als einzige Grundlage für eine Brillenverschreibung zu dienen. Deshalb ist diese Messung nur der erste Schritt bei einer Brillenglasbestimmung.

Beleuchtungs-stärke
Die Beleuchtungsstärke beschreibt die in einer bestimmten Entfernung auf eine bestimmte Fläche fallende

Lichtmenge (*Lumen*) und wird in *Foot-candles* (fc) oder *Lux* (lx) ausgedrückt, wobei 1 fc etwa 10 lx entspricht. Die Beleuchtungsstärke nimmt mit dem Quadrat der Entfernung ab.

Bifokalgläser
Zweistärkengläser zur Korrektur der Sehschärfe in zwei verschiedenen Entfernungen (*Minuslinse* für die Ferne oben und *Pluslinse* für das Nahsehen unten)

Bindehaut (Conjunctiva)
Durchsichtige Schleimhaut, die die Augenlider mit dem *Augapfel* verbindet. Sie wird von *Tränenflüssigkeit* feucht gehalten und ist kälte- und schmerzempfindlich.

Brechkraft
Fähigkeit des Auges, die von einem Punkt ausgehenden Strahlen wieder in einem (Brenn-)Punkt zu vereinigen. Die Brechkraft sagt aus, wie stark parallel einfallende Lichtstrahlen vom Auge gebrochen werden. Die Einheit der Brechkraft ist die *Dioptrie*.

Conjunctiva/ Konjunktiva
siehe *Bindehaut*

Cornea/Kornea
siehe *Hornhaut*

CRI
Farbwiedergabeindex CRI (Colour Rendering Index). Gibt auf einer Skala von 1 bis 100 in Prozent an, wie nah das Lichtspektrum einer Lichtquelle dem

	Spektrum von Sonnenlicht kommt. Je näher an 100, desto besser.
Dioptrie (dpt)	Maßeinheit für die *Brechkraft* einer optischen Linse oder eines *Prismas* (Kehrwert der in Metern gemessenen Brennweite).
	Die Stärke von Brillen oder Kontaktlinsen wird in Dioptrien (dpt) gemessen. Eine Linse mit 0,5 Dioptrien ist sehr schwach, eine Linse mit 10 Dioptrien sehr stark. *Weitsichtigkeit* wird mit positiven Dioptriewerten angegeben, *Kurzsichtigkeit* mit negativen.
Divergenz	gleichzeitige Auswärtsbewegung der Augen beim Blick in die Ferne (divergieren = sich voneinander entfernen) – vgl. *Konvergenz*
Dynamisches Sehen	Sehvermögen bei Bewegung, also wenn wir umherblicken oder wenn unsere Augen einem sich bewegenden Objekt folgen (im Gegensatz zu statischem Sehen)
emmetrop	normalsichtig
Emmetropie	siehe *Normalsichtigkeit*
Emmetropisierung	Wachstum des *Augapfels* in Richtung *Normalsichtigkeit*, Anpassung des Augenlängenwachstums an die Sehschärfe. Der Durchmesser des Augapfels eines Babys beträgt etwa 17 Millimeter.

Während der ersten 15 Jahre wächst der Augapfel langsam bis zur Größe eines erwachsenen Auges von etwa 24 Millimetern. Forschungen zeigen, dass *Plus*- oder *Minuslinsen*, die den Augen vorgesetzt werden, Teil des Mechanismus werden, der das Augenlängenwachstum steuert. Eine Minuslinse verlängert den Augapfel und verschlimmert dadurch *Kurzsichtigkeit*. Pluslinsen bewirken den gegenteiligen Effekt.

Farbtemperatur Die Farbtemperatur ist ein Maß für die spektrale Energieverteilung, also den Farbeindruck einer Lichtquelle. Sie steht im Verhältnis zur Temperatur, auf die man einen schwarzen Körper aufheizen müsste, damit er Licht der gleichen Farbe abgibt. Die Farbtemperatur wird in Kelvin (K) gemessen, benannt nach dem britischen Physiker William Lord Kelvin, der in einem Experiment Kohle erhitzte und dabei feststellte, dass diese mit steigender Temperatur verschiedene Farben produzierte. Niedrige Farbtemperaturen sind mehr rotorange, höhere mehr blau. Die Flamme eines brennenden Streichholzes beispielsweise hat etwa 1.700 Kelvin, während Sonnenlicht etwa 5.000 Kelvin hat.

Fernpunkt	Maximale Entfernung, in der man absolut scharf sehen kann (in Zentimetern). Lässt sich so wie der *Nahpunkt* in *Dioptrien* umrechen.
fokussieren	scharf stellen – siehe *Akkommodation*
Footcandle	Einheit der *Beleuchtungsstärke*. Eine Kerze mit der Lichtstärke 1 Candela erzeugt in einer Entfernung von 1 Fuß (ca. 30 Zentimeter) 1 Footcandle.
Fotorezeptoren/ Photorezeptoren	Lichtempfindliche Sinneszellen der *Netzhaut* (*Stäbchen* und *Zäpfchen*), mit deren Hilfe Lichtsignale in für das Gehirn verwertbare Signale umgewandelt werden. Die Stäbchen sind weit zahlreicher und lichtempfindlicher als die Zäpfchen.
Fusion	Verschmelzung der Bildeindrücke beider Augen zu einem einzigen Bild
Gleitsichtgläser (Progressivgläser)	*Multifokale* Gläser mit gleitenden Übergängen vom Fernbereich über die mittlere Distanz zum Nahbereich. In der *Progressionszone* zwischen Fern- und Nahteil steigt die Wirkung kontinuierlich an.
Glühlampen	Konventionelle Glühlampen enthalten einen Glühfaden aus Wolfram (Tungsten), der erhitzt wird. Sie erzeugen ein gelboranges Licht.
Grauer Star (Katarakt)	Trübung der normalerweise klaren und durchsichtigen *Augenlinse*, die verhin-

	dert, dass Lichtstrahlen hindurchkommen. Siehe auch *Linsenimplantat*
Hornhaut	Der vorderste, vor der *Pupille* liegende durchsichtige Teil der äußeren Augenhaut schützt das Auge nach außen.
Hyperopie	siehe *Weitsichtigkeit*
Hypertrophie	Größen- und Gewichtszunahme eines Gewebes oder Organs
IE	sogenannte »Internationale Einheiten«, von der WHO für biochemisch wirksame Substanzen festgesetzt
Iris	Regenbogenhaut, der sichtbare farbige Teil des Auges. Passt die Öffnung der *Pupille* der Helligkeit an.
Katarakt	siehe *Grauer Star*
Kelvin	siehe *Farbtemperatur*
Konkavlinse (Zerstreuungslinse)	siehe *Minusgläser*
Konvexlinse (Sammellinse)	siehe *Plusgläser*
Konvergenz	gleichzeitige Einwärtsbewegung der Augen beim Blick in die Nähe (konvergieren = sich aneinander annähern) – vgl. *Divergenz*
Kurzsichtigkeit (Myopie)	Die *Brechkraft* des Auges ist zu hoch, die Lichtstrahlen kreuzen sich also vor der *Netzhaut*. Entfernte Gegenstände können nicht scharf gesehen werden.

Kurzsichtigkeit wird mit *Minusgläsern* korrigiert.

Leuchtstofflampen Leuchtstofflampen sind Niederdruck-Gasentladungslampen, die mit Queck-silberdampf gefüllt sind. Sie haben kein kontinuierliches Farbspektrum, son-dern eine zackenförmige Frequenzver-teilung, sodass einige Farben fehlen. Um das auszugleichen, sind diese Lampen mit einer Mischung verschie-dener fluoreszierender Leuchtstoffe beschichtet. Dadurch gelangen jedoch weniger Informationen von der Lese-oberfläche zum Auge und das Lesen wird erschwert. Ältere Leuchtstofflam-pen flimmern und ermüden die Augen. Heute ist meist ein elektronisches Vor-schaltgerät integriert, um diesen Effekt zu minimieren.

LED Leuchtdioden (LED = Light Emitting Diode) besitzen eine weit höhere Ener-gieeffizienz als jede andere Technolo-gie. Sie verbrauchen nur 10 Prozent der Energie, die herkömmliche *Glühlampen* verbrauchen. Um Weiß zu erzeugen, werden Leuchtdioden verschiedener Farben kombiniert.

Leseabstand 35 bis 45 Zentimeter gelten als norma-ler Leseabstand. Lesebrillen werden üblicherweise auf diese Entfernung angepasst.

Linse   1) *Augenlinse*

2) Linsenglas

Linsenimplantat   Künstliche Linsen werden nach einer *Katarakt*-Operation eingepflanzt. Üblicherweise sind sie monofokal, doch es gibt auch *multifokale* Linsenimplantate. Manche Ärzte schlagen Linsenimplantate auch zur Korrektur der Sehschärfe vor. Es ist jedoch beinahe unmöglich, implantierte Linsen wieder zu entfernen, falls sich die Sehkraft später im Leben ändert.

Lumen (lm)   Mit Lumen misst man den Fluss des sichtbaren Lichts (den Lichtstrom). Diese Maßeinheit wird auch zur Berechnung der *Beleuchtungsstärke* verwendet: *Lux* = Lumen pro Quadratmeter, *Footcandle* = Lumen pro Quadratfuß.

Lux (lx)   Einheit der *Beleuchtungsstärke*. Eine Kerze mit der Lichtstärke 1 Candela erzeugt in einer Entfernung von 1 Meter 1 Lux.

Makula lutea (Gelber Fleck)   Sogenannter Gelber Fleck der *Netzhaut*, in dessen Mitte sich die Stelle des schärfsten Sehens befindet. Die Makula sorgt dafür, dass wir feine Details klar sehen.

(trockene) Makuladegeneration	Der Zerfall von Zellen der Makula führt zu einem allmählichen Verlust des zentralen Sehens.
Minusgläser	Konkavlinsen oder Zerstreuungslinsen (in der Mitte dünner als im Randbereich) zerstreuen die eintreffenden Lichtstrahlen und verringern die *Brechkraft*. Sie stimulieren das *Fokussieren*. Minusgläser werden in Brillen oder Kontaktlinsen bei *Kurzsichtigkeit* (Myopie) eingesetzt. Vgl. *Plusgläser*.
Monovision	Ein Auge wird auf den Nahbereich eingestellt, das andere auf die Ferne. Von »modifizierter Monovision« spricht man, wenn ein Auge mit einer Einstärkenlinse und das andere mit einer Mehrstärkenlinse ausgestattet wird.
Müde Augen	Schlaf allein genügt nicht immer, um die Augen zu entspannen. Wirkungsvolle Entspannung bringt die Behandlung mit heißen und kalten Handtüchern (siehe S. 67f.).
Mehrstärkengläser	*Bifokal-*, *Trifokal-* und *Gleitsichtgläser* berücksichtigen mehrere Entfernungen. Für manche Menschen ist es unmöglich, sich an Mehrstärkengläser zu gewöhnen.
Multifokalgläser	In einem Glas sind mehrere Brillenglasstärken vereint, wobei mindestens drei

Entfernungen berücksichtigt werden (Ferne, Mitteldistanz, Nähe). Im Sprachgebrauch werden jedoch auch *bifokale* Gläser mit einbezogen.

Myopie	siehe *Kurzsichtigkeit*
Nahpunkt	Minimale Entfernung, in der man absolut scharf sehen kann (in Zentimetern). Lässt sich so wie der *Fernpunkt* in *Dioptrien* umrechnen.
Nahsehprobe	Auf den Sehproben für die Nahsicht sollten Sie 5-Punkt-Schrift lesen können.
Netzhaut (Retina)	Die innere Augenhaut des *Augapfels* enthält die Lichtsinneszellen (*Fotorezeptoren – Stäbchen* und *Zäpfchen*), die das auf der Netzhaut auftreffende Licht in elektrische Signale umwandeln, die ihrerseits dann über den Sehnerv zum Gehirn weitergeleitet werden. Siehe auch *Makula*.
	Bilder, die vor oder hinter der Netzhaut auftreffen, können nicht scharf gesehen werden.
Normalsichtigkeit (Emmetropie)	*Hornhaut*, *Linse*, *Netzhaut* und die Länge des *Augapfels* sind so aufeinander abgestimmt, dass auf der Netzhaut ein klares Bild entstehen kann. Durch Verformung der *Augenlinse* (*Akkommodation*) können Bilder aus verschiedenen

99

	Entfernungen scharf abgebildet werden.
Omega-3-, Omega-6-Fettsäuren	Essenzielle Fettsäuren (werden nicht vom Körper produziert), die der Körper bei trockenen Augen in besonderem Maße benötigt. Sie sind in Walnuss- und Leinsamenöl im richtigen Verhältnis enthalten.
Ophthalmologie	Augenheilkunde
Optischer Mittelpunkt	Punkt der besten Sehleistung eines Brillenglases (keine prismatische Wirkung), muss direkt vor den Augen liegen. Andernfalls wirkt die Linse wie ein *Prisma*, wodurch die Koordination der Augen beeinträchtigt wird. Wenn die Augen dies auszugleichen versuchen, kann das zu Überanstrengung und Kopfschmerzen führen.
Optometrie	Wissenschaft von der Vermessung und Korrektur visueller Abweichungen. Mit augenoptischen Verfahren werden Sehfehler vermessen und Sehhilfen bestimmt, angepasst und angefertigt. Die **Verhaltensoptometrie** ist ein Spezialgebiet der Optometrie. Sie beschäftigt sich ganzheitlich mit Sehproblemen, indem sie die individuelle Vorgeschichte und das Umfeld des Betroffenen mit einbezieht.

Optometrist	Im angelsächsischen Raum ist dieser Berufszweig zwischen Optiker und Augenarzt angesiedelt, auf europäischer Ebene wird der Beruf des Optometristen zurzeit neu definiert. Die Ausbildung von Optometristen und was sie diagnostizieren und behandeln dürfen, ist von Land zu Land verschieden.
Palmieren	Dr. Bates' einzigartige Methode, das Sehsystem zu entspannen, indem man die Handflächen aneinander reibt, bis sie warm sind, und dann die geschlossenen Augen, ohne sie zu berühren, mit den Händen etwa eine Minute bedeckt.
Plusgläser	Konvexlinsen oder Sammellinsen (in der Mitte dicker als im Randbereich) bündeln die eintreffenden Lichtstrahlen und vergrößern die *Brechkraft*. Sie werden in Brillen oder Kontaktlinsen für *Weitsichtigkeit* (Hyperopie) und in Lesebrillen eingesetzt. Vgl. *Minusgläser*.
Presbyopie	Bei der Presbyopie (sogenannte Alterssichtigkeit) verringert sich die Fähigkeit des Auges, sich auf die Nähe einzustellen. Der normale *Leseabstand* verschiebt sich immer weiter in die Ferne und Sie brauchen eine Lesebrille.
Prisma	Ein Prismenglas lenkt Lichtstrahlen in eine bestimmte Richtung ab. Prismen-

gläser werden verwendet, um eine Augenfehlstellung zu diagnostizieren und um eine unzureichende Zusammenarbeit der beiden Augen (Winkelfehlsichtigkeit, Schielen) zu korrigieren.

Progressivgläser siehe *Gleitsichtgläser*

Progressionszone Übergangsbereich zwischen der Fern- und Nahzone eines *Gleitsichtglases* für das Sehen auf mittlere Entfernungen

Pupille Öffnung in der *Iris*, durch deren Vergrößerung oder Verkleinerung der Lichteinfall auf die *Netzhaut* gesteuert wird. Die Pupille verengt sich durch Lichteinfall und beim Sehen in der Nähe.

Pupillendistanz (PD) Abstand von der Pupillenmitte beim Blick geradeaus bis zur Mitte der Nasenwurzel (Mitte der Brillenfassung)

Refraktion Lichtbrechung. Wird in der Augenoptik auch für die Augenglasbestimmung (Refraktionsbestimmung) verwendet. Die **objektive Refraktion** ist eine vorbereitende Messung mithilfe eines *Autorefraktors*. Bei der **subjektiven Refraktion** kommt es auf Ihre persönliche Rückmeldung an, denn nur Sie selbst können wirklich beurteilen, ob Sie etwas klar sehen oder nicht.

Retina siehe *Netzhaut*

Ruhepunkt siehe *Akkommodationsruhelage*

Sehtafel/Seh-probentafel	Der niederländische Augenarzt Hermann Snellen entwickelte eine Tafel mit mehreren Reihen von Buchstaben zur Messung der Sehschärfe. Jede Zeile repräsentiert einen fünfprozentigen Unterschied. Wenn Sie eine Buchstabengröße von 8,7 Millimetern (die zweitletzte Zeile) aus einer Entfernung von 6 Metern lesen können, wird dies als normale Sehfähigkeit betrachtet. Beachten Sie, dass die Mindestentfernung 5 Meter betragen muss, da Sie sonst kein aussagekräftiges Ergebnis erhalten. Siehe auch *20/20-Sehstärke*
Sehtraining	Das Sehen wird von Muskeln reguliert, also kann man es auch trainieren. Sehtraining zielt darauf ab, Ihre natürliche Sehfähigkeit wiederherzustellen.
Sphäre (sph)	Der sphärische Wert gibt die Stärke des verordneten Brillenglases in *Dioptrien* (dpt) an. Ein Minuswert bezieht sich auf eine *Konkavlinse* (Korrektur von *Kurzsichtigkeit*), ein Pluswert auf eine *Konvexlinse* (Korrektur von *Weitsichtigkeit* und *Presbyopie*).
Stäbchen	Die etwa 120 Millionen *Fotorezeptoren* der *Netzhaut*, die sehr lichtempfindlich sind und Helligkeit, Formen und Bewegung wahrnehmen. Sie ermöglichen

das Hell-dunkel-Sehen und dienen hauptsächlich dem Sehen bei schwachem Licht und in der Nacht. Stäbchenzellen sind besonders empfindlich gegenüber blauem Licht, weshalb wir grelles Licht (hoher Blauanteil) als unangenehm empfinden.

Tageslichtstandard Normen für Tageslicht: D55 repräsentiert Tageslicht zur Mittagszeit, D65 durchschnittliches Tageslicht, und D75 ist der Standard für nordseitiges Tageslicht. Nicht alle »Tageslichtlampen« weisen wirklich ein Tageslichtspektrum auf.

Tränenfilm Der Tränenfilm besteht aus drei Schichten: Fettschicht, wässrige Schicht und Schleimschicht. Die Fettschicht des Tränenfilms verhindert ein schnelles Austrocknen und hat vielfältige Schutzfunktionen. Wenn die Nahrung nicht genügend Fette enthält, kann das zu *trockenen Augen* führen.

Triangulation räumliches Sehen

Trifokalgläser Dreistärkengläser zur Korrektur der Sehschärfe in drei verschiedenen Entfernungen (Ferne, Mitteldistanz, Nähe)

Trockene Augen Störung des *Tränenfilms*, der die Augenoberfläche befeuchtet und schützt, entweder weil nicht genügend

	Tränenflüssigkeit produziert wird oder weil die natürliche Zusammensetzung des Tränenfilms gestört ist. Siehe auch *Omega-3-, Omega-6-Fettsäuren*
Vergenz	Stellung der Augenachsen zueinander: *Konvergenz* (zusammenlaufend) und *Divergenz* (auseinanderlaufend)
Weitsichtigkeit (Hyperopie)	Die *Brechkraft* des Auges ist zu gering, die Lichtstrahlen kreuzen sich also erst hinter der *Netzhaut,* und auf der Netzhaut entsteht ein unscharfes Bild. Weitsichtigkeit wird mit *Plusgläsern* korrigiert.
Zäpfchen/Zapfen	Die etwa 6 Millionen *Fotorezeptoren* der *Netzhaut*, die dem Sehen bei Tageslicht dienen und hauptsächlich für das Farbensehen verantwortlich sind. Der Mensch besitzt drei Zapfenarten (Rot-, Grün- und Blaurezeptoren). Sie ermöglichen zusammen mit den *Stäbchen* das Sehen. Die größte Konzentration an Zäpfchenzellen findet sich in der *Makula*.
Ziliarmuskel (Ringmuskel)	Der Ziliarmuskel umgibt die *Augenlinse* ringförmig und verändert bei der *Akkommodation* die Linsenwölbung. Die Linse ist mit vielen kleinen Fasern, den *Zonulafasern*, am Ringmuskel aufgehängt. Bei der **Nahakkommodation**

zieht sich der Muskel zusammen, sodass sich die Aufhängebänder entspannen und die Linse durch ihre Elastizität kugelförmiger wird. Bei der
Fernakkommodation entspannt sich
der Muskel, die Zonulafasern werden
gespannt und ziehen die Linse flach.

Zonulafasern   Aufhängebänder der *Augenlinse*. Siehe
Ziliarmuskel

Zylindergläser   *Astigmatismus* wird durch zylindrisch
geschliffene Gläser korrigiert. Der
Zylinderwert (zyl/cyl) einer Brillenver-
ordnung gibt die Stärke des Zylinder-
elements zur Korrektur einer Hornhautverkrümmung in Minus-*Dioptrien* an.

Danksagung

Zuallererst möchte ich den Gründungsvätern des Sehtrainings danken, allen voran Dr. William H. Bates, der 1905 eine Möglichkeit der Heilung von Presbyopie fand und in der Folge die Bates-Methode des Sehtrainings entwickelte. Erwähnen möchte ich auch Arthur Skeffington, einen der Begründer der Funktionaloptometrie, der zu dem Schluss kam, dass Funktionen nicht nur die Struktur des Körpers, sondern auch unsere Fähigkeit zu sehen beeinflussen.

Ohne die Erfahrungen von meinen Workshops und Seminaren wären meine Erfolge jedoch nicht möglich gewesen. Was funktioniert, hat sich durch Versuch und Irrtum herausgestellt. Es ist ein berauschendes Gefühl, wenn man entdeckt, dass man tatsächlich kleine Schrift ohne Lesebrille lesen kann.

Ich möchte auch allen meinen Mitarbeitern danken, die geholfen haben, dieses Buch in Ihre Hände zu bringen. Eva Maria Spitzer, meiner aufmerksamen Übersetzerin, für ihre wertvollen Anregungen und dafür, dass sich mein Buch auf Deutsch so gut liest. Wolfgang Gillessen für die beständige Unterstützung und die wertvollen Ratschläge zu meinen Büchern. Danke für den Zuspruch während all der Jahre. Danke auch Lito Sy, dem mehrfach preisgekrönten Fotografen, der das Video gedreht hat, das diesem Buch als DVD beiliegt, und der mich so gut aussehen lässt. Und nicht zuletzt danke ich Peter Müller für die Aufnahmeregie im Tonstudio und Ralph Wagner, dass er mir für die DVD seine Stimme leiht.

Ein Danke auch an Sie, dass Sie diesem Buch zu Erfolg verhelfen.

☺ Literatur

Es gibt unzählige Forschungsbereiche, die sich mit unterschiedlichsten Aspekten der Presbyopie befassen. Das Erstaunliche ist, dass sich nur wenige der neuen Erkenntnisse, was Presbyopie eigentlich bedeutet und was dagegen getan werden kann, im Allgemeinwissen manifestiert haben.

Adler-Grinberg, D.: *Questioning our classical understanding of accommodation and presbyopia*. In Stark I., Obrecht, G. (Eds.): *Presbyopia*, New York; Professional Press (1987) S. 250-257.

Alpern, M./Kincaid, W.M./Lubeck, M.J.: *Vergence and accommodation: III. Proposed definitions of the A/C ratios*. American Journal of Ophthalmology 48 (1959), S. 141-148.

Alpern M./Mason, G.L./Jardinico, R.E.: *Vergence and accommodation: V. Pupil size changes associated with changes in accommodative vergence*. American Journal of Ophthalmology 522 (1961), S. 762-767.

Atchison, D.A/Claydon, C.A/Irwin, S.E.: *Amplitude of accommodation for different head positions and different directions of eye gaze*. Optom Vis Sci 71 (1994), S. 339-345.

Beers, A.P.A./van der Heijde, G.L.: *In vivo determination of the biomechanical properties of the component elements of the accommodation mechanism*. Vision Res 34 (1994), S. 2897-2905.

Ciuffreda, K.J./Kellndorfer, J./Rumpf, D.: *Contrast and accommodation*. In Stark L., Obrecht, G. (Eds): *Presbyopia 22*, New York, Professional Press (1987), S. 116-122.

Donders, F.C.: *On the Abnormalities of Accommodation and Refraction of the Eye* (translated by Moore UVD). London: The New Sydenham Society (1994).

Duane, A.: *Are the current theories of accommodation correct?* American Journal of Ophthalmology 8 (1925), S. 196-202.

Fincham, E.F.: *The proportion of the ciliary muscular force required for accommodation*. Journal of Physiology 128 (1955), S. 99-112.

Fisher, R.F./Pettet B.E.: *Mechanics of accommodation in relation to presbyopia*. In *Eye 2* (1988), S. 646-9.

Fisher, R.F.: *The significance of the shape of the lens and capsular energy changes in accommodation*. Journal of Physiology 201 (1969), S. 21-47.

Fisher, R.F.: *The elastic constants of the human lens*. Journal of Physiology 212 (1971), S. 147-180.

Fisher, R.F.: *Presbyopia and the changes with age in the human crystalline lens*. Journal of Physiology 228 (1973), S. 765-779.

Fisher, R.F.: *The force of contraction of the ciliary muscle during accommodation*. Journal of Physiology 270 (1977), S. 51-74.

Fisher, R.F./Pettet B. E.: *Presbyopia and the water content of the human crystalline lens*. Journal of Physiology 234 (1973), S. 443-447.

Gottlieb, G.L./Corcos, D.M./Jaric, S./Agarwal, G.C.: *Practice improves even the simplest movements*. Exp Brain Res 73 (1988), S. 436-440.

Helmholtz, H: *Handbuch der Physiologischen Optik*. Leipzig: Voss (1867).

Hirsch, M.J.: *Vision of the Aging Patient*. 90-2 Philadelphia, Pa: Chilton (1960).

Saladin, J.J./Stark, L.: *Presbyopia: New evidence from impedance cyclography supporting the Hess-Gullstrand theory*. Vision Res 1 5 (1955), S. 537- 541.

Schachar, R.A.: *Cause and treatment of presbyopia with a method for increasing the amplitude of accommodation*. Ann. Ophthalmol 24 (1992), S. 445-7, 452.

Schachar, R.A./Hunag, T./Huang, X.: *Mathematic proof of Schachar's hypothesis of accommodation*. Ann Ophthalmol; 25(1) (1993), S. 5-9.

Storey, J.K/Rabie, E.P: *Ultrasound measurement of transverse lens diamter during accommodation*. Ophthalmic Physiol Opt, 5 (1985). S. 145-148.

Tamm, S./Tamm, E./Rohen, J.W.: *Age-related changes of the human ciliary muscle: A quantitative morphometric stu*dy. Mechanisms of Ageing and Development 62 (1992), S. 209-221.

Leo Angart

Leo Angart ist gebürtiger Däne, der den größten Teil seines Lebens in verschiedenen asiatischen Ländern verbracht hat. Er selbst bezeichnet sich als »internationaler Däne«. Seit 1996 ist er der wohl weltweit anerkannteste internationale Sehtrainer, der Workshops nicht nur in Europa, sondern auch in Asien, Australien und Nord- und Südamerika hält.

Leo Angart interessiert sich auch für die wissenschaftlichen Aspekte des Sehtrainings. Er hat eine optometrische Klinik in Hongkong, in der die wissenschaftliche Grundlage dessen, was in seinen Workshops funktioniert, untersucht wird.

Zwei weitere Bücher Leo Angarts sind im Verlag Nymphenburger erschienen: *Vergiss deine Brille: Mit effektiven und gezielten Übungen zurück zur natürlichen Sehkraft* (2004) und *Gesund am Computer: Wie man Rücken- und Gelenkschmerzen vorbeugt und die Augen trainiert* (2005)

Leo Angart hat großes Interesse daran, dass es Ihnen gelingt, Ihre natürliche Sehfähigkeit wieder zu erlangen. Weitere Informationen, Workshop-Termine und Videos finden Sie auf seiner Website **www.vision-training.com**.

Auskünfte zu den Seminaren mit Leo Angart erhalten Sie auch unter folgender Adresse:
Wolfgang Gillessen
Schönstr. 72B
81543 München
Tel./Fax: +49/89/68 07 07 02
E-Mail: WGillessen@t-online.de

110

Inhalt der DVD

Wieder lesen ohne Brille

Sehtraining

Überprüfen Sie Ihre Lese-Sehfähigkeit

Wenn Sie ohne Brille nichts mehr klar sehen können

Leseübung: Kleine Schrift lesen

Lesebrillen als Trainingssehhilfen

Bequeme Leseübung

Augenkoordination

Knoten-Übung

Kreis-Übung

Konvergenz-Übung

Die Energie zum Fließen bringen

Interview mit Leo Angart

Zum Schluss

Vorlagen auf der DVD

Sehtafel (auf zwei A4-Blättern ausdruckbar)

Sehtafel für die Nahsicht

Übung zum Lesen von kleiner Schrift

Kreis-Übung

Konvergenz-Übung Version 1

Konvergenz-Übung Version 2

Hinweis für PC-Nutzer

Auf die Sehtafeln können Sie am PC über den Windows-Explorer zugreifen.

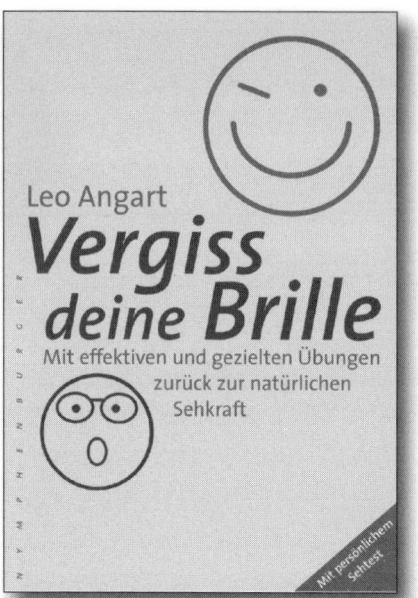
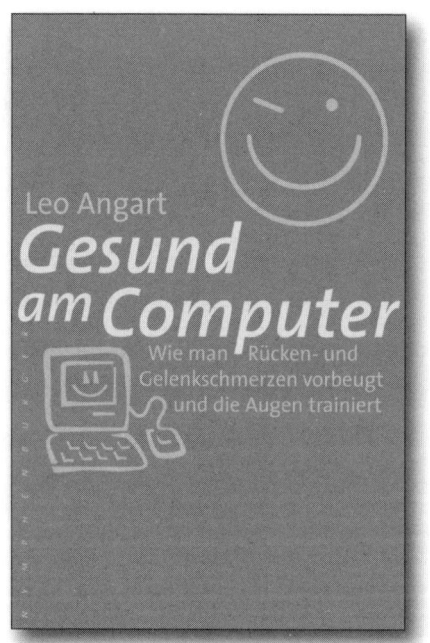